麻酔科研修
実況中継！

第2巻 ［各科手術の麻酔管理編］

大阪医科大学麻酔科学教室教授　南　敏明［監修］
大阪医科大学麻酔科学教室助教　駒澤伸泰［著］

監修の言葉

　ついに新専門医研修制度が開始になります．麻酔科学領域では，小児（6歳未満）の麻酔25件，帝王切開術の麻酔10件，心臓血管手術の麻酔（胸部大動脈手術含む）25件，胸部外科手術の麻酔25件，脳神経外科手術の麻酔25件の症例数を経験することが必要となります．ただ，いきなり心臓血管麻酔から経験することはなく，まず，一般手術麻酔から順序を経て困難な麻酔となります．麻酔科研修実況中継第1巻は麻酔科学の入門書，この第2巻の本書は各診療科の麻酔の入門書となっています．

　手術麻酔は麻酔科医だけではなく，外科医，手術室看護師，薬剤師，臨床工学技士などからなるチーム医療です．本書は，メディカルスタッフからの目線で，要望，アドバイスも含まれており，メディカルスタッフとのコミュニケーションの一助にもなり，今までの入門書とは似て異なるものです．

　本書で麻酔科学に興味を持っていただき，成書の購入につながることが，本書の役割と考えています．

　最後に，このような企画を実現していただいた中外医学社各位に深謝致します．

　　2018年2月吉日

大阪医科大学麻酔科学教室　教授

南　　敏明

プロローグ
～各診療科手術にベストな麻酔管理を提供するために～

さて，医師免許を取得してまだ2週間の藤田，中山，渡辺の3人の研修医は「患者さんを前にする緊張感」，「手術室の緊迫した空気」，「麻酔管理の綿密さ」，「他職種とのコミュニケーション」などに直面しています．

しかし，最初の1～2週間で，「麻酔とは何か」，「手術室とは何か」のイメージがつかめてきた彼らは，逃げません．自分たちが研修医として，学ぶべき課題をみつけることができたからです．

第1巻で彼らは麻酔の基本を学びました．この第2巻では，3人の研修医が，各診療科の代表的手術に対して，最良の麻酔を行おうと奮闘する姿を描いていきます．いわゆる初期臨床研修医が，本格的に2～3カ月研修する姿を描いていきます．

患者さんの状態だけでなく，担当する手術ごとに，適切な麻酔方法は変わります．どんな診療科の麻酔も，安全に管理できてこその麻酔科です．彼らは第2巻で各手術に対する麻酔方法に直面し，学んでいきます．腹腔鏡手術，整形外科（下肢手術・脊椎外科），脳神経外科，小児，帝王切開，呼吸器外科，心臓血管外科，電気痙攣療法，敗血症の麻酔をテーマに，それぞれの病態や手術に対するベストの麻酔管理とは何かを学んでいきます．

さて，闘志満々の藤田，中山，渡辺先生達の足音が聞こえてきました．

2018年2月

大阪医科大学麻酔科学教室
駒澤伸泰

目 次

1 腹腔鏡手術の麻酔　　　　1

腹腔鏡手術の利点と難しさ　　　　1
二酸化炭素管理が腹腔鏡手術管理で一番大切　　　　4
麻酔深度と体位も重視しよう　　　　6
空気塞栓と皮下気腫に注意　　　　7
腹腔鏡手術の安全のために外科医・看護師とともに注意すること　　　　9
腹腔鏡手術を受ける患者の術前評価と術前説明　　　　9
体位が生体に与える影響　　　　10
腹腔鏡手術の全身麻酔の流れ　　　　11
腹腔鏡手術の輸液量〜特に大腸切除術は要注意〜　　　　11
腹腔鏡手術の術後鎮痛　　　　11

2 整形外科手術の麻酔（下肢手術）　　　　16

整形外科の手術の特徴　　　　16
整形外科の手術と体位　　　　19
整形外科とターニケット　　　　20
整形外科ターニケット使用手術の安全のために外科医・看護師とともに注意すること　　　　21
整形外科の術前評価と術前説明　　　　22
さまざまな体位と神経障害予防　　　　23
整形外科の手術ではターニケットは必需品　　　　23
ターニケット開始・維持・解除時の注意点　　　　24
深部静脈血栓症対策の重要性　　　　25

3 整形外科手術の麻酔（脊椎外科）　　　　31

頸椎症手術の術前評価　　　　31
長時間腹臥位の合併症　　　　33
術中脊髄モニタリングの意義　　　　35
脊椎手術は大量出血にも注意　　　　36
整形外科脊椎手術の安全のために外科医・看護師とともに注意すること　　　　37
脊椎外科の術前診察と術前説明　　　　37
腹臥位の気道管理と人工呼吸管理　　　　38
腹臥位の褥瘡発生と神経障害予防　　　　39
術中脊髄モニタリング　　　　40
側弯症手術の麻酔　　　　41

i

4 脳神経外科の麻酔　46

頭蓋内圧を意識しよう　46
脳循環を意識し，輸液管理にも注意しよう　48
さまざまな脳神経手術　50
脳神経外科の緊急手術　脳出血　51
脳神経外科手術の安全のために外科医・看護師とともに注意すること　52
脳神経外科症例の術前評価　53
脳神経外科麻酔導入時の注意点　53
脳神経外科術中管理の注意点　54
脳動脈瘤クリッピングの麻酔管理　55
脳室-腹腔（V-P）シャント，腰椎-腹腔（L-P）シャントの麻酔　55
脳神経外科覚醒後の術後管理　56

5 小児の麻酔　62

緩徐導入　64
麻酔覚醒　67
小児手術の安全のために外科医・看護師とともに注意すること　68
小児の術前診察と麻酔説明　69
小児の術前絶飲食の考え方　70
小児の緩徐導入　70
小児麻酔の気道確保の準備　71
小児の気管挿管　72
小児麻酔の術中管理　73
小児の覚醒時の注意　74

6 帝王切開術の麻酔　79

帝王切開術の基本は脊髄くも膜下麻酔　79
児娩出までは血圧維持を意識しよう　80
児娩出後も出血コントロールを意識しよう　82
帝王切開術は患者さんが覚醒しているので的確なコミュニケーションを　83
帝王切開術の安全のために外科医・看護師とともに注意すること　84
手術室における産科関連の麻酔　86
帝王切開の術前評価・術前説明　87
帝王切開の脊髄くも膜下麻酔で準備するもの　88
帝王切開の麻酔管理の流れ（脊髄くも膜下麻酔主体の場合）　88

7 呼吸器外科の麻酔　94

分離肺換気用二腔チューブの意義　95
低酸素性肺血管収縮の意義と人工呼吸　97
側臥位と呼吸器外科急変管理　98

呼吸器外科の術後鎮痛と抜管	100
呼吸器外科手術の安全のために外科医・看護師とともに注意すること	101
低酸素性肺血管収縮（hypoxic pulmonary vasoconstriction: HPV）	102
分離肺換気用二腔チューブ（ダブルルーメンチューブ，double lumen tube: DLT）	102
呼吸器外科の術前診察と術前説明	103
分離肺換気	104
呼吸器外科の全身麻酔の流れ	104

8 心臓血管外科の麻酔 | 114

心臓血管外科のモニタリング	114
手術の意義と麻酔の流れを理解する	117
初期臨床研修医に求められる心臓外科手術での役割	118
心臓血管麻酔の安全のために外科医・看護師とともに注意すること	119
心臓血管麻酔を受ける患者さんの術前評価と術前説明	120
心疾患を伴う患者さんによくある合併症の評価	121
成人心臓麻酔の導入〜手術の流れ	122
心臓麻酔のよくあるトラブル，気を付けたいポイント	124
それぞれの心臓血管麻酔のポイント	125

9 修正電気痙攣療法の麻酔 | 131

ECT の安全のために精神科・看護師とともに注意すること	135
修正 ECT の準備	136
修正 ECT の実際―精神科医師との協働作業を意識しましょう	136

10 敗血症の麻酔（消化管穿孔に対する緊急手術） | 142

緊急手術の問題点	142
緊急手術の術前評価と準備	143
敗血症の概念	146
緊急手術の安全のために外科医・看護師とともに注意すること	151
緊急手術の術前評価と術前説明	151
敗血症の周術期管理	152
敗血症に対する輸液・輸血管理の最近の考え方　early goal-direct therapy	154

エピローグ | 160

あとがき〜全ての医療者は周術期管理チームの一員〜 | 165

COLUMN

1	超音波ガイド下末梢神経ブロック	14
2	手術室内のコミュニケーション	
	～米国心臓協会の効果的な「チームダイナミクス」を学ぼう～	29
3	2型糖尿病患者の麻酔管理上の注意点	44
4	透析患者の麻酔	59
5	肝機能障害の注意点	77
6	ステロイド長期使用患者の注意点	93
7	呼吸器疾患をもつ患者の注意点	112
8	術前禁煙の重要性	129
9	さまざまなシミュレーション講習会を受講しよう	140
10	初期臨床研修制度と麻酔科	157

参考ガイドライン　　　　　　　　　　　　　　　　168

索引　　　　　　　　　　　　　　　　171

●第2巻 登場人物紹介●

黒澤先生
北大阪医科大学麻酔科学教室の教育主任．
麻酔科専門医，ペインクリニック専門医，緩和医療専門医である．謎の多い指導医であるが，第1巻以降，徐々にその専門性が明らかになっていく予定．

中山先生
北大阪医科大学附属病院の初期臨床研修医．
学生の頃から，痛みのメカニズムや治療に興味があり，麻酔科か内科かで迷っている．学生時代は硬式テニス部．優柔不断なところもあるが，真摯に患者と向き合おうとしている．

藤田先生
北大阪医科大学附属病院の初期臨床研修医．
外科系診療科を志望している．学生時代はラグビー部で西日本医学生体育大会で決勝まで進んだ．持ち前のパワーで目の前の課題をこなしていく．

渡辺先生
北大阪医科大学附属病院の初期臨床研修医．
内科系診療科を志望している．緩和医療に少し興味がある．学生時代は茶道部所属．3人のなかで最も冷静沈着である．

松上先生
北大阪医科大学麻酔科専門研修医（レジデント）．
大学時代は，E.S.S.に所属していた．その小柄な見た目とは裏腹にガッツがあり，頭脳明晰．将来は，小児周術期管理のプロフェッショナルを目指している．

南風教授
北大阪医科大学麻酔科学教室主任教授であり，医療安全推進部部長．神経障害痛の基礎研究および臨床のプロフェッショナルである．教室運営においては，人材再生産のための教育を第一としている．柔道部の顧問もしている．

Chapter 01 腹腔鏡手術の麻酔

Introduction

腹腔鏡手術は,「術創が小さい」,「術後痛が開腹手術より少ない」,「入院期間が短い」など患者さんへの利点はたくさんあります.一方,麻酔管理は,気腹や体位による循環器系や呼吸器系への影響が問題となります.
今日は,中山先生が腹腔鏡下胆嚢摘出術の麻酔を黒澤先生の指導下で行います.

腹腔鏡手術の利点と難しさ 図1-1, 図1-2

　おっ,今日は早くから出勤して,麻酔の準備をしているね.

　はい,やっぱりできる準備はしておかないといけないと思いましたので.配管のパイピング,麻酔器の始業点検,薬剤の準備等を完了しました.

　いいね,では今日の症例と麻酔管理計画をプレゼンテーションしてください.

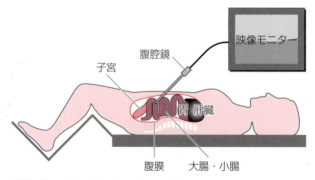

図1-1 ● 腹腔鏡手術のイメージ

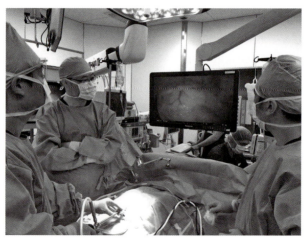

図1-2 ● 腹腔鏡手術

　　　はい，大村文雄さん，73歳男性，165cm，66kgです．胆石に対して，腹腔鏡下胆嚢摘出術が予定されています．既往歴は特にありません．生活歴として，ビール1日1本で，喫煙は30年前に中止しています．

　　　絶飲食指示はどうしているの？

Chapter 01

腹腔鏡手術の麻酔

プレゼンテーションを忘れていました．すみません．消化器外科の症例なので，主科と相談して，前日21時まで食事可能，8時15分入室なので午前6時まで飲水可能にしています．

きちんと，準備しているね．いいことだよ．それでは，麻酔の前に腹腔鏡手術のポイントを確認しておこうね．まず，腹腔鏡手術は何が利点なのかな？

えっと，**手術創が小さいので，美容的に利点がある**ということですか？

もちろんそれもあるけど，**手術創が小さいということは術後の回復が早い**ことにつながるよね．そうすると社会復帰が早くなる．さらに，**腹腔鏡手術は大きな開腹と比較して術後の癒着が少ないのでイレウスが少ない可能性や，将来に再度腹部手術を受ける際に操作が行いやすい可能性がある**ね．あとは，開腹よりも深部のリンパ節郭清や処置が行いやすい，と主張する外科の先生もいるね．

なるほど，ほとんど全ての手術が，腹腔鏡で行われるようになってきている，と聞きました．いわゆる前立腺などでのロボット手術もそうですよね．

そうだね，いわゆるダ・ビンチ手術と言われるものも腹腔鏡で行うね．ところで，腹腔鏡手術は何を用いて腹腔を膨らませるのかな？

ええっ，酸素でしたか？

酸素なんか使用したら，お腹の中で火災が発生するよ．

思い出しました，二酸化炭素ガスです．**二酸化炭素は，不燃性であり，電気メスなどで火災を起こさない**からです．

そうだね．よく勉強しているね．でも二酸化炭素は血液に溶けやすいよね．生体に二酸化炭素が蓄積するとどうなるかな？あと，気腹圧はだいたい 8 ～ 12cmH$_2$O 程度で行われるけれど，その影響も考えないといけない．「二酸化炭素の生体への影響」と「気腹圧の生体への影響」の 2 つが基本だね． 表1-1 ， 表1-2 をみてみよう．

表1-1 ● 気腹の呼吸・循環への影響

呼吸への影響	循環への影響
気道内圧上昇 気腹圧による物理的な換気抑制 高CO$_2$血症 機能的残気量の減少 無気肺の発生 低酸素血症	血圧上昇，心拍数，心拍出量の増加 （高CO$_2$血症による交感神経刺激） 中心静脈圧の上昇 （腹腔内圧上昇からの胸腔内圧上昇） （静脈灌流量の低下） 尿量低下 （腎血流の低下，バソプレシンの分泌）

表1-2 ● 気腹による合併症

① 気管支挿管（片肺挿管）
　気腹や頭低位により横隔膜が押し上げられ気管チューブが相対的に深くなる
② 皮下気腫
　送気した二酸化炭素が皮下組織に流れ込み蓄積する⇒握雪感が特徴
③ 気胸
　横隔膜損傷，気道内圧上昇による圧外傷などで生じる
④ 空気（ガス）塞栓
　高い気腹圧や脱水状態によりCO$_2$が静脈や門脈から流入する

二酸化炭素管理が腹腔鏡手術管理で一番大切

　まず，**高二酸化炭素血症で交感神経系が亢進**することを理解しないといけないですね．

　そう，**二酸化炭素が蓄積しすぎると，交感神経系が過剰亢進して頻脈・高血圧**となる．そうなると，心臓に病気のある方などは心合併症が起こりやすくなるね．また，**交感神経系が亢進**

Chapter 01
腹腔鏡手術の麻酔

すると，患者さんの意識レベルも覚醒方向に向かうね.

うーん，術中覚醒の原因ともなる訳ですね.

そうだよ，腹腔鏡開始直後に，二酸化炭素蓄積で覚醒傾向になって，体動が出たらどうする？

小さな操作スペースで手術しているので，非常に危ないと思います.

そうだね，だから腹腔鏡開始時は呼吸・循環だけでなく麻酔深度も着目しよう.

逆に二酸化炭素を排出しすぎる過換気症候群は知っているよね？　過換気症候群の病態は，過換気になることで血中二酸化炭素濃度が低下し脳と冠動脈の血流が低下することだよね．そして意識消失につながる……

なるほど，ということは，気腹での生体の作用は過換気症候群と逆なのですね.

だから気腹時は換気回数をいつもより多めにして二酸化炭素蓄積を防がないといけないのだよ．かといって，二酸化炭素を排出し過ぎると脳血流と冠血流を減らしてしまうということだね．

二酸化炭素濃度はどのようにして確認するのですか？

よほど肺の悪い人以外，呼気二酸化炭素濃度と血中二酸化炭素濃度は相関するから，カプノグラムで観察しよう　図1-3　．

表1-2　をみていると，気腹圧が少しあるだけで，いろいろな呼吸や循環への影響があるのですね.

そうだよ，気腹で下大静脈は圧排されるし，腎血流が減少して尿量も減るので，注意が必要だね.

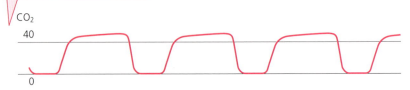

例1：EtCO₂ が 42 なので少し二酸化炭素が蓄積しているから換気回数を 8 から 12 回/分へ上昇させよう

図1-3 ● 呼気二酸化炭素濃度をしっかり観察しよう

なるほど，もう一度勉強し直します．

麻酔深度と体位も重視しよう

他に注意することは何ですか？

腹腔鏡手術は，いくつかのポートからデバイスを入れて狭い空間で作業を行わないといけない．だから，麻酔が不十分でバッキングを起こすと，術者は手術が非常にやりにくい．さらに，色々な体位で行うことにも，注意が必要だよ．基本的に**胆嚢手術は頭高位で行われ，大腸手術では頭低位**などで行われる．手術台を移動させるときに，患者さんが落ちないように気をつけるだけでなく，過剰な力が身体に加わったり，器械出しの台などが患者さんの身体に当たらないように気をつけないといけないね．頭低位にして，**お腹からの圧と気腹圧で横隔膜が頭側に押されて片肺挿管になることもある**からね．

なるほど，バッキングを防ぐために，麻酔深度はある程度深く，なおかつ適正な二酸化炭素濃度で維持しないといけないの

Chapter 01

腹腔鏡手術の麻酔

ですね．

そうだよ．後は，気腹が終わった途端に，気腹刺激がなくなるのと，過換気傾向になり，血圧が低下することもあるので気をつけてね．

術野を観察して，呼吸回数を適切に調整することが大切ですね．

その通り，腹腔鏡手術の術後合併症は少ないけれど，術中管理は開腹手術よりも大変かもしれないよ．

■ 空気塞栓と皮下気腫に注意

他に気をつけることは何でしょうか？

腹腔鏡に多い合併症としては，やはり空気塞栓と皮下気腫かな 図1-4 ．どちらも起こりうる合併症なので予防と早期発見が大切だよ．

空気塞栓というのは空気がどこかに詰まるのですか？

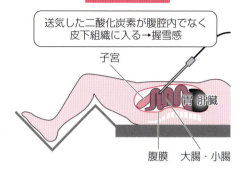

図1-4 ● 空気塞栓と皮下気腫

その通り，腹腔内圧が 10cmH$_2$O で静脈圧が 5cmH$_2$O だったら，静脈血管が損傷や剝離されているところから，ガスが血管内に入っていくよね……静脈なら右心系で肺から排出される場合もあるけれどね．**心房中隔欠損や心室中隔欠損のある患者さんでは，空気が左心系，すなわち動脈系に移動して脳梗塞や全身に移行する可能性**がある．血圧が異常に低下することもあるよ．

　恐ろしいです，どんな徴候が出ますか？

　突然の血圧低下だけでなく，**水車様雑音が心臓周辺に聴取できる**ね．

　予防はできるのですか？

　静脈圧を下げ過ぎないことが大切だね．過剰な輸液制限をしないことや，人工呼吸器で呼気終末陽圧（PEEP）を加えることで発生率はかなり減るよ．

　ところで，皮下気腫ってなんですか？　気胸の合併症であったと思うのですが……

　そうだね，**皮下気腫は気腹ガスが軟部組織に入っていって皮下に蓄積されるという病態**だよ．二酸化炭素のコントロールがつきにくくなり，手術が非常に難しくなるよ．頸部まで皮下気腫がきた場合，手術後に気道閉塞の恐れがあるよ．

　これも恐ろしいですね．どうやって予防して，どうやって早期発見すればいいでしょうか？

　予防は**気腹圧が過剰に高くないかを全員で確認**することだね．通常，最初腹腔内を観察した後に，気腹圧は下げて手術を行うけど忘れることもあるからね．後は，呼気二酸化炭素濃度

Chapter 01
腹腔鏡手術の麻酔

が高くなりすぎていないかということや，換気回数を上げても対応できないなど，いろいろとあるね．

■ 腹腔鏡手術の安全のために外科医・看護師とともに注意すること

ところで，麻酔管理は外科との協調が大切だけど，腹腔鏡手術は何が一番大切だろうか？

やはり**腹腔鏡という操作範囲が限られる状況ですので，体動やバッキング**の防止でしょうか？

そうだね，麻酔深度をしっかりとキープすることと，しっかりと筋弛緩薬を投与して術野の確保をしやすくすることが大切だね．後は何かな？

やはりベッドを動かすときに，患者さんの身体に衝突が起こらないように気をつけないといけないです．

そうだね，**外科医にも麻酔科医にも器械出し看護師にも必ず死角があるから，ベッドを動かすときはみんなで声出し確認**を必ず行おうね．

わかりました．ベッドを動かすときは，はっきりと『ベッド動かします』と伝えてます．

その通り，研修医だからといって恥ずかしがることはないよ．ベッド操作も大切な作業さ．

■ 腹腔鏡手術を受ける患者の術前評価と術前説明

術前評価は，一般的な麻酔と変わりありません．気腹で交感神経系の亢進が発生するために，冠動脈疾患などを有する患者さんの心機能評価はより重要になります．また，心臓に卵円孔開存や心室中隔欠損などの交通がある場合，空気塞栓で空気が

動脈系に移行し，脳梗塞や末梢壊死につながる可能性があります．

　手術を受ける患者さんには，一般的な全身麻酔の説明の他に，適応があれば超音波ガイド下神経ブロックを用いた腹横筋膜面（transverse abdominal plane: TAP）ブロックや腹直筋鞘（rectus sheath: RS）ブロックを説明しておきましょう．腹腔鏡で静脈圧が増加する上に，頭低位にすると静脈圧がさらに上昇します．顔面や眼浮腫の可能性についても説明しておくとよりいいかもしれません．

体位が生体に与える影響

①頭高位

　呼吸器系には利点が多いですが，静脈灌流量の減少による心拍出量低下，血圧低下が生じやすくなります．腹腔内圧上昇と頭高位により，下肢に血液が貯留しやすいので深部静脈血栓症（deep vein thrombus: DVT）に注意しましょう．

②頭低位

　横隔膜挙上により，肺が圧排され，呼吸器系には不利になります．静脈灌流量の増加により心拍出量は増加します．脳圧，眼圧も上昇します．

　体位変換時は，点滴ラインやコード類が事故抜去されないように気を付けましょう．

　ほとんどの腹腔鏡手術は両手巻き込みで行います．手術開始前に静脈ラインや動脈圧ラインを確保するか迷ったら，術中には確保できないので，最初から多目に確保しておいた方がいいかもしれません．

Chapter 01

腹腔鏡手術の麻酔

腹腔鏡手術の全身麻酔の流れ

　基本的には普通の全身麻酔と同じですが，下記の3点には特に注意が必要です．

①**胃内容の逆流防止，腹腔内の視野確保のため，胃管挿入は必ず行いましょう．**

②**気腹や体位変換が多いため，循環・呼吸器系への影響や合併症を念頭に置き対応しないといけません．**例えば，血圧低下には輸液負荷，昇圧剤の投与，高 CO_2 血症では呼吸器設定の変更を行いましょう．

③**気腹により横隔膜が上昇し，気管チューブ位置が相対的に深くなり，片肺挿管となる**こともあるので注意しましょう．

腹腔鏡手術の輸液量〜特に大腸切除術は要注意〜

　開腹手術と異なり，腹腔鏡は水分の消失は少ないと考えられます．なので，過剰輸液にしないように注意しましょう．気腹中は腎血流も低下するので，尿量が低下しがちですが，過剰輸液をしないようにすることが大切です．なぜなら，過剰輸液により腸管浮腫が生じてしまい，イレウス発生リスク上昇や術後機能回復が遅延する可能性があるからです．気腹終了後は利尿を認めることが多いです．代用血漿またはエフェドリンやフェニレフリンなどの昇圧剤で昇圧しながら，できる限り輸液制限を行うことが有効かもしれません．

腹腔鏡手術の術後鎮痛

　開腹手術のように硬膜外鎮痛を行うことは少ないですが，創が小さくても腹膜を切開しているので，適切な術後鎮痛は必要

JCOPY 498-05534

11

です．フェンタニルの単回投与やアセトアミノフェン・NSAID の投与が基本と考えられますが，超音波ガイド下末梢神経ブロック（TAP ブロック，RS ブロックなど）や持続フェンタニル静注が適応になることもあります．

ポイント

- ☑ 腹腔鏡手術の術後合併症は少ないが術中管理は複雑なので十分な麻酔深度が必要
- ☑ 二酸化炭素には交感神経刺激作用があることを理解しよう
- ☑ 呼気二酸化炭素濃度を観察して人工呼吸器の設定を調節し，適切な二酸化炭素濃度を維持しよう
- ☑ 腹腔鏡手術は体位と麻酔深度に注意しよう
- ☑ 突然の血圧低下は空気塞栓の可能性があるので気をつけよう
- ☑ 異常な二酸化炭素蓄積は皮下気腫の恐れがあるのですぐに上級医をコールしよう

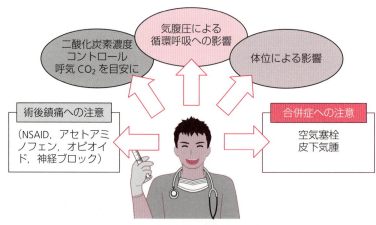

腹腔鏡手術の麻酔管理

Chapter 01

腹腔鏡手術の麻酔

参考文献

1) 鈴木博明, 斎間俊介, 新井丈郎, 他. 腹腔鏡下腸切除術における 1 回拍出量変動（SVV）を指標とした術中輸液管理の有用性の検討. 麻酔. 2016; 65: 785.

2) 岡本香緒梨, 駒澤伸泰, 城戸晴規, 他. 腹腔鏡下大腸切除術後鎮痛における持続静脈フェンタニルと腹横筋膜面・腹直筋鞘ブロック併用の有効性の検討. 麻酔. 2017; 66: 73-5.

3) 山崎智己, 駒澤伸泰, 岡本香緒梨, 他. 腹腔鏡下大腸切除術でのがん進行度による輸液バランスの比較検討. 麻酔. 2017; 66: 622-4.

Memo 腹腔鏡下手術の麻酔について，気付いたことを書き込みましょう

COLUMN 1

超音波ガイド下末梢神経ブロック

　現在，超音波ガイド下神経ブロックが大きな注目を浴びています．従来のランドマーク法，電気刺激法を用いた神経ブロックでは，効果の確実性や安全性に問題がありました．

　しかし，超音波技術の発達により，「神経，血管，ブロック針，周囲組織」が確認可能となり，「薬液投与時の局所麻酔薬の拡がり」が評価可能になりました．

　超音波ガイド下神経ブロックは，
①術後のオピオイド必要量を減らすことができる（同時に，オピオイドによる嘔気・嘔吐を主とする副作用を減らすことができる）
②凝固機能低下患者でも比較的安全に施行できる
③手術後の早期回復や患者の満足度の向上につながる
可能性があります．

　例として，人工膝関節置換術（total knee arthroplasty: TKA）は，人工股関節置換術や人工骨頭挿入術に比して，術後痛のコントロールが難しいことが知られています．しかし，TKA術後では，早期のリハビリテーションにより可動域の拡大を行うことが，日常生活動作の維持につながります．

　また，深部静脈血栓症（deep vein thrombosis: DVT）に対する術後早期からの抗凝固療法が一般的となりました．そして，硬膜外血腫のリスクを考慮し，持続硬膜外麻酔は，早期にカテーテルを抜去する傾向にあります．なので，DVT対策と良好な術後鎮痛提供は，TKAの患者予後と医療安全の両方の観点から重要なのです．

　このような背景の中で，TKAの術後痛管理は，超音波ガイド下神経ブ

Chapter 01

腹腔鏡手術の麻酔

ロックが主流となりつつあります．抗凝固療法下でも比較的安全に使用できる持続大腿神経ブロックが，硬膜外麻酔に代わる傾向にあります．持続大腿神経ブロックと硬膜外麻酔を比較した研究によると，術後鎮痛効果には有意差がなく，副作用は持続大腿神経ブロックで少ないと報告されています．

　超音波技術の発展とともに術後鎮痛方法の選択肢が増えることは，患者さんの予後や医療安全の観点からも歓迎すべきことで，今後のさらなる発展が期待されます．

参考文献

Capdevila X. Effects of perioperative analgesic technique on the surgical outcome and duration of rehabilitation after major knee surgery. Anesthesiology. 1999; 91: 8-15.

Chapter 02 整形外科手術の麻酔（下肢手術）

Introduction

整形外科手術は，「上肢」，「下肢」，「関節」，「脊椎」，「軟部組織」と身体中のほとんどの骨，筋肉，関節組織を対象とします．手術を行う体位もさまざまであり，神経障害などの予防に注意が必要です．さらに四肢手術で用いられることの多いターニケットや深部静脈血栓症もしっかりと理解する必要があります．

今日は，藤田先生が観血的下肢整復固定術の麻酔を黒澤先生の指導下で行います．

■ 整形外科の手術の特徴

 藤田先生，おはようございます．今日は83歳女性の脛骨骨折に対して，観血的下肢整復固定術の麻酔を担当します．全身麻酔で依頼がきています．術前のプレゼンテーションお願いします．

 はい，桑原寿子さん83歳女性，145cm，56kgです．歩行中にミニバイクに衝突して，転倒し，脛骨骨折となりました．

Chapter 02

整形外科手術の麻酔（下肢手術）

既往に心房細動があり，ワルファリンの内服をされていましたが，5日前より中止になっています．代わりにヘパリン1万単位が継続投与され，入室6時間前に投与中止になっています．

何か，気道系の評価を忘れていないかな？

気道系ですか？

ミニバイクに衝突したのだよね．

あっ，整形外科の先生により，頸髄損傷の危険性はないこと，後屈が可能なことも確認しています．

そうだね，**受傷機転は非常に大切**だね．車の事故などの高エネルギー外傷の場合は，他の部位の損傷に注意しないといけないよね．**外傷のガイドラインでも，頸髄損傷が否定されるまでは頸椎固定**しないといけない．そして，**頸髄損傷が否定されるまでは，マスク換気も，気管挿管も後屈させてはいけない**のだ．

なるほど，**頸髄損傷が疑われる場合は，下顎挙上法や経口エアウェイなどを駆使して，舌根沈下を解除して換気する**ようにします．ところで，なぜ，ワルファリンをヘパリンに変更しているのですか？ワルファリンを5日前に中止すればいいだけと思いますが？

今は血栓症の時代と呼ばれているのは知っているね．この患者さんは，**心房細動を合併しているので心腔内血栓ができやすい**．これが，脳梗塞や他の動脈系血栓になると非常に重篤な合併症を引き起こすよね．なので，ワルファリンを内服して血栓予防をしているのだよ．ただ，抗凝固療法を継続したまま手術はできない．手術中出血が止まらないからね．ワルファリンは

中止して5〜7日経過しないと影響は消えないけど，**ヘパリンなら6時間程度で作用は消失するので，ヘパリン持続投与の抗凝固療法に変える**のさ．これをヘパリンブリッジというのだよ．

なるほど！これなら，6時間前まで抗凝固療法を継続できますね．

その通りだよ．

なるほど，できるだけ血栓のリスクを減らしたいのですね．

この手術は，もしこの患者さんが**ワルファリンを内服していなければ，脊髄くも膜下麻酔でも麻酔管理可能**だね．

そうですね，**抗凝固療法を継続しており，脊髄血腫形成のリスクを考慮して，脊髄くも膜下麻酔でなく全身麻酔**なのですね！

そうだよ．ところで，血栓関係でもう一つ重要だったことはないかな？

深部静脈血栓症の評価ですね．これは下肢エコー検査で存在しませんでした．

深部静脈血栓症は下肢に形成されて，肺梗塞とかの危険因子になるね．この方の場合，下肢の骨折で，ベッド上安静なので，これから血栓形成が起こるリスクも高いよね．周術期は深部静脈血栓症のリスクが非常に高まるので，予防策が非常に重要だからね．**術中も弾性ストッキングや間欠的下肢圧迫装置を用いている**ね．

なるほど，整形外科の手術っていろいろ準備が必要なのですね．

Chapter 02

整形外科手術の麻酔（下肢手術）

そうだよ．もしこの年齢の方が歩けなくなれば，**日常生活動作が低下して廃用症候群にもつながる**よね．廃用症候群が進むと，**生命予後にも影響**してしまう．だから高齢者でも，骨折などは手術が必要なものは，比較的早期に行わなくてはならないのだね．ただ，骨折当日の緊急手術は少ないね．多くは，循環器内科などのサポートを受けて，できる限り安全に手術が行えるように準備してから，施行しているのだよ．

なるほど……以前教わったように，手術のために受けている検査は全て理解しないといけないですね．カルテは，かなりきちんと読み込まないといけないですね　表2-1 ．

表2-1 ● 整形外科術前に確認すべきこと

- 受傷機転（高エネルギー外傷でないかなど）
- 心機能を始めとする術前合併症
- 深部静脈血栓症のリスク評価と抗凝固療法
- 適切な麻酔方法，術後鎮痛方法

整形外科の手術と体位

後は，さまざまな体位で手術が行われることを意識しないといけないね．

今回は，仰臥位ですね．確か**人工股関節置換術は側臥位，脊椎手術は腹臥位**で行われていた記憶があります．

さらに，**肩の手術では側臥位だけでなく，半座位のような形で行うこともある**．いずれも大切なことは，全身麻酔がかかっている状態なので，**組織の圧迫による血流障害や関節の過伸展が起こりやすい**ということだ．**仰臥位以外は神経障害や褥瘡の悪化に特に注意**しないといけないね．

19

なるほど，だから色々な職種で体位変換のときに気をつけないといけないのですね 表2-2．

体位変換時だけでなく，**体位変換後の長時間に渡る関節の過伸展に関しても注意**しようね．

表2-2 ● 体位変換時の注意点

- 頭頸部の保護 麻酔科はしっかり頭と頸を保持
- 人を集めてタイミングを合わせて行う「1，2，3」
- 気管チューブ，点滴ライン類，バルーンが抜けないように注意
- 体位変換した患者さんの下に物が入り込まないように注意
- 神経障害が起こらないように整形外科医，看護師とともに注意

■ 整形外科とターニケット

ところで，過去の麻酔記録をみていると，整形の上下肢の手術は出血量がほとんどないようなのですが？

それは，**整形手術ではターニケットを使用しているから出血が少ない**のだよ．ターニケットという帯で上肢や下肢を血圧以上の圧で締め上げると血流が遮断されるよね．これを駆血というのだよ．そうすると術野に出血がないので手術がしやすいし，出血のリスクもないね．

いいですね．でも血流が組織に届かないですよね．

その通り，だから，約1.5～2時間が限界とされているよ．さらに，駆血が長時間になると痛みが強くなるんだよ．

ターニケットで痛みが生じるのですか？

その通り，**虚血による痛みは非常に強く，これをターニケットペインというよ．全身麻酔下でもどんどん麻酔深度を上昇さ

Chapter 02
整形外科手術の麻酔（下肢手術）

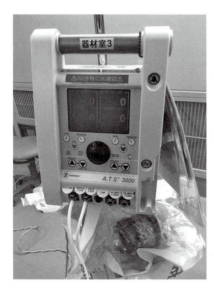

図2-1 ●
ターニケットは30分おきに確認

せないといけないこともあるよ．あと，駆血することで循環が大きく変動するので注意が必要なのだよ 図2-1 ．

整形外科の手術は，体位，合併症，深部静脈血栓症，ターニケットなど大変ですね．注意してかかります．

整形外科ターニケット使用手術の安全のために外科医・看護師とともに注意すること

ところで，ターニケット症例の安全のために，整形外科の先生と共に注意すべきことは何かな？

やはり，**ターニケット駆血時と解除時に血圧変動が大きいので，お互いに声をかけて情報共有する**ことでしょうか？　心臓の悪い人などでは心配になります．

そうだね，整形の先生も外周り看護師さんも必ず，「ターニケット入ります」と言ってくれるはずだから，バイタルサイン

JCOPY 498-05534

21

を管理している麻酔科も「わかりました」，と必ず応えようね．そして異変があれば，すぐに情報共有しようね．

　他にもターニケット時間が延長していくときにも，全員で情報を共有すべきと思います．

　そうだね，ターニケット時間が長いと，術後のターニケット部位の痛みも増強するし，麻酔深度をどんどん深くしないといけないからね．**ターニケット時間が長いと神経障害のリスクも上昇するから必ず確認**しよう．

■ 整形外科の術前評価と術前説明

　整形外科の手術で最も間違えてはいけないのが左右です．患者さんに名前と手術部位を言ってもらうことが非常に効果的ですが，認知症などで確認が難しい患者さんもいます．見た目で，骨折部位にギブスや三角巾を装着していて判断できる場合もあります．しかし，二期的手術の場合，どの部位を手術するか，は外見だけでは判断できません．**必ずカルテとX線検査，患者さんを診察して左右を確認**することが大切です．

　また，**整形外科の手術で骨折などは準緊急的に行われるため，禁煙や術前管理が十分でない**こともあります．高齢者の場合，身体予備能や心エコー所見を十分評価することも大切です．

　さらに，**骨折などにより長期臥床が続き，深部静脈血栓が新たに形成されることもあるため注意が必要です．骨折による発熱で相対的に脱水が進行している**こともあります．

　術前説明は，抗凝固療法の普及から，脊髄くも膜下麻酔が減少し，全身麻酔と超音波ガイド下神経ブロック併用が増加している傾向にあります．**高齢の方で認知症を伴う方などは家族同**

Chapter 02

整形外科手術の麻酔（下肢手術）

席で説明を聞いていただき，麻酔方法と合併症を理解してもらうことが大切です．

さまざまな体位と神経障害予防

手術操作を円滑に安全に行うために，側臥位や腹臥位などの仰臥位以外の体位が必要です．しかし，これらの体位は，必ずしも患者さんにとって安全な体位ではなく，末梢神経障害のリスクがあります．

術中体位を原因とする末梢神経障害は，主に2つの原因があります．それは，

①神経の物理的圧迫により発生する障害と

②神経の過度伸展により発生する障害

です．

米国麻酔科学会の末梢神経障害予防ガイドラインでは，これらの物理的圧迫と過度伸展を避けるために下記の評価と予防策を重視しています．

①術前評価として「関節可動域評価」，「糖尿病，アルコール性神経障害などの神経障害リスク」を把握すること

②保護パッドを積極的に使用すること

②の例としては，「保護パッドを手台の上でも使用することや，側臥位患者での腋枕を使用することが，上肢の神経障害を減らす」とされています．また，「関節部での保護パッド使用も神経障害リスクを軽減する」ことが大切です．

整形外科の手術ではターニケットは必需品

四肢の手術に使用される駆血帯であるターニケットは，手足を駆血して末梢血流を遮断し，術野での出血を最小限化する器

JCOPY 498-05534

23

具です．ターニケット使用中に，血流はほとんど術野に流入しなくなります．ターニケットにより，骨や筋肉などの整形外科手術を良好な視野の下に円滑に行うことができます．

このターニケットの駆血圧の目安として

上肢の手術では，収縮期血圧プラス 50mmHg

下肢の手術では，収縮期血圧プラス 100mmHg

が標準的であり，2 時間が上限といわれています．

しかし，手術内容によっては 2 時間以上の駆血が必要な場合もあります．

■ ターニケット開始・維持・解除時の注意点

以下に，ターニケットの①開始，②維持，③解除の 3 段階で注意することをあげます．

①ターニケット開始時

ターニケット開始によって，血液分布が大きく変わります．下肢であれば，**駆血部より末梢の血流が全て中心循環に移行**します．すなわち，**ターニケット開始により，血液量は相対的に増加し動脈圧，中心静脈圧，肺動脈圧などが急に上昇します**．

ターニケット開始後には，血圧上昇が発生することが多いですが，**「ターニケットの強力な膨張による痛みのせいか」，「循環血液量変化によるものか」を鑑別する**必要があります．

ターニケット開始になると，末梢には血流が届かないので，抗菌薬などはターニケット開始前に投与を終えておきましょう．

②ターニケット維持中

ターニケット開始して 30 分後程度から，ターニケットペインが発生します．ターニケットペインは，執刀や術野の痛みと

Chapter 02

整形外科手術の麻酔（下肢手術）

違う神経線維の伝達経路とされており，虚血痛に似ているともいわれています．**ターニケットペインは神経ブロック，鎮静薬，鎮痛薬でコントロールしにくいこともあります**．ターニケットペインで麻酔深度が相対的に浅くなり，患者さんの手足が動くと，手術操作の邪魔になります．また，血圧が上昇しすぎると術野に血流が入り，手術操作が同様に阻害されます．

③ターニケット解除時

ターニケット開始のときと反対ですが，**ターニケット解除時には循環血液量が相対的に減少し血圧が低下**します．さらに，**①血流分布が変化するだけでなく，②筋組織の虚血により蓄積された乳酸，ミオグロビン，ヒスタミンなどがターニケット解除時に一気に体循環に流入し，血管拡張を主因とする強い循環抑制が発生します**．二酸化炭素も産生され血中二酸化炭素濃度が上昇するため，カプノグラムの値が上昇します．ゆえに，ターニケット解除時は，循環系の大きな影響から，不整脈なども発生しやすくなります．

深部静脈血栓症対策の重要性

肺血栓塞栓症および深部静脈血栓症（DVT）予防ガイドラインは，日本人成人の入院患者を主な対象としています．予防ガイドラインの目的は，静脈血栓塞栓症の一次予防です．整形外科手術は一般的に「高リスク」に分類されています．

静脈血栓塞栓症の既往や血栓性素因が存在する場合，抗凝固療法が考慮されます．整形外科術後は，DVT 予防の観点からフォンダパリヌクス，エノキサパリン，エドキサバンなどの抗凝固薬使用例が増えています．出血などのリスク上昇は否定できませんが，DVT の危険性を考慮した抗凝固療法の施行が，

整形外科周術期管理のスタンダードです.

整形外科術後は，早期から能動的にも受動的にも運動を行い，関節可動域を獲得，拡大していくことが大切です．例として，膝関節手術をあげると，早期からリハビリテーションを行わなければ，膝の浮腫が増大し，拘縮を増長するといわれています．ゆえに，**術後早期からのリハビリテーションを円滑に行うためにも，良好な術後鎮痛の提供は必須**となります．

DVT 予防で最も大切なことは日常生活動作の拡大です．日常生活動作が拡大できずリハビリテーションに支障が出ると，DVT のリスクは増大します．**術後早期の理学療法介入は，DVT 発症予防にも有効ですので，十分かつ副作用の少ない術後鎮痛が必要**となります．

参考文献

1) Kamel I, Barnette R. Positioning patients for spine surgery: Avoiding uncommon position-related complications. World J Orthop. 2014; 18: 425-43.

2) Cheney FW, Domino KB, Caplan RA, et al. Nerve injury associated with anesthesia: a closed claims analysis. Anesthesiology. 1999; 90: 1062-9.

3) 肺血栓塞栓症／深部静脈血栓症（静脈血栓塞栓症）予防ガイドライン作成委員会. 肺血栓塞栓症／深部静脈血栓症（静脈血栓塞栓症）予防ガイドライン. 滋賀: メディカルフロント; 2004.

4) 駒澤伸泰, 澤井俊幸, 大槻周平, 他. 人工膝関節置換術の術後鎮痛を考える～深部静脈血栓症予防と手術予後改善を目指して～. 臨床麻酔. 2016; 40: 1105-11.

Chapter 02

整形外科手術の麻酔（下肢手術）

 ポイント

- ☑ 整形外科手術は高齢者が多いので全身合併症の評価と対策をできるだけ行おう
- ☑ 整形外科手術はさまざまな体位で行われるので神経障害に気をつけよう
- ☑ ターニケットは循環動態に大きく影響するので，①駆血開始時，②駆血解除時のどちらも気をつけよう
- ☑ ターニケット使用時間増加とともに深い麻酔深度が必要になるので注意しよう
- ☑ 深部静脈血栓症のリスクと予防法について理解しよう

整形外科手術の麻酔管理

- 術前合併症の把握と対策
- 深部静脈血栓症の評価と対策
- 術後鎮痛法の選択

術後鎮痛への注意
（NSAID，アセトアミノフェン，オピオイド，神経ブロック）

合併症への注意
深部静脈血栓症
→肺塞栓
ターニケットペイン

Memo

下肢手術について，気付いたことを書き込みましょう

Chapter 02

整形外科手術の麻酔（下肢手術）

COLUMN 2

手術室内のコミュニケーション
～米国心臓協会の効果的な「チームダイナミクス」を学ぼう～

　手術室内のコミュニケーションは，非常に緊迫した状況の中で行われることもあります．ここでは，米国心臓協会の心肺蘇生ガイドラインにおける効果的な「チームダイナミクス」の要素について紹介します．

　チームダイナミクスとは「リーダーシップやマネジメントを意識することで，メンバーの力を最大限に発揮するための方法論」です．米国心臓協会は，心肺蘇生という緊迫した状況の中でも円滑にコミュニケーションが進むように下記の8つのポイントを推奨しています．きっと手術室というクリティカルケアにおけるコミュニケーションにも有効でしょう．

①**Closed-Loop Communication: クローズドループコミュニケーション（復唱）**

　例「中山先生，エフェドリンを4mg投与して，点滴を早送りしてください．」「はい，わかりました．エフェドリン4mg投与して，点滴を早送りしました．」

②**Clear Message: 明確なメッセージ**

　例「エピネフリン1mgを左手の静脈ラインから投与してください」

③**Clear Roles and Responsibilities: 明確な役割と責任分担**

　例「中山先生は点滴を確保してください．藤田先生はマスク換気の後，気管挿管をお願いします」

④**Knowing One's Limitations: 自己の限界の把握**

　例「先生，鎖骨下からの中心静脈穿刺を単独で行う自信がありません．」

JCOPY 498-05534

⑤Knowledge Sharing: 情報の共有

例「5分前に動脈損傷で収縮期血圧が40台まで低下したけど, 輸液と昇圧薬で回復傾向です.」

⑥Reevaluation and Summarizing: 再評価とまとめ

例「グルコース・インスリン療法後のカリウム値は7.1から6.2まで低下しましたが, まだ少し高いので, 塩化カルシウムも投与します.」

⑦Constructive Intervention: 建設的介入

例「すみません, 渡辺先生. ドパミンの持続投与ラインが外れているように見えるので確認しましょう.」

⑧Mutual Respect: 互いの尊重

例「皆さん, 頑張ってください. 非常によくできていますよ.」

解説を加えると, ①と②は明確にメッセージを伝えることと, 復唱確認の重要性を示しています. そして③, ④は「自分ができること, できないことをきちんと示して, 協力して進めていく」ということですね. ⑤と⑥は「情報共有の重要性」を示しています.

全てのコミュニケーションに共通するのが⑦と⑧かもしれません. ⑦の建設的介入は, メンバーが間違っていたとしても, 怒鳴りちらしたりせず, 「建設的に, 相手を尊重しながら進めていく」ことの大切さを示しています.

コミュニケーションは, 救急現場でも手術室内でも, 患者安全のために非常に重要な要素ですので, 意識して高めていきましょう.

麻酔科研修 実況中継！ 第2巻 各科手術の麻酔管理編

Chapter 03
整形外科手術の麻酔（脊椎外科）

Introduction

脊椎外科の手術は，基本的に腹臥位で行われます（前方固定術や側方固定術の際は仰臥位や側臥位で行われます）．有症状の頸髄症をもっている患者さんも多いため，気道確保法を始めとして，麻酔管理には細心の注意が必要です．また，長時間の腹臥位で顔面浮腫，気道浮腫も発生するため，注意が必要です．
今日は，頸椎後方固定術の麻酔を渡辺先生が担当します．指導は南風教授です．

■ 頸椎症手術の術前評価 表3-1

　　渡辺先生，今日は，南風教授に指導してもらってね．頸椎症性頸髄症に対して頸椎後方固定術の手術です．南風教授に症例プレゼンテーションしてください．

　　ドキドキ，緊張します．よろしくお願いします，研修医の渡辺です．橋村文雄さん，82歳男性です．頸椎症性頸髄症に対する頸椎後方固定術が予定されています．既往歴は，10年前

表3-1 ● 脊椎外科症例の術前評価

①気道系評価
　開口度，後屈範囲前屈や後屈による神経症状の有無
　→最も頸椎負担の少ない気管挿管方法を選択（気管支ファイバースコープ，ビデオ喉頭鏡など）
②循環系評価
　透析の有無，心エコーなど：透析性頸髄症なら透析日や除水量なども調べる（例：週3回，月，水，金，1回2,000mL，除水中血圧低下なし，1日の水分摂取量，など）

外傷ならば脊髄損傷徴候の有無を確認

に鼠径ヘルニア手術を全身麻酔で行われています．高血圧と糖尿病があり，どちらも内服でコントロールは良好です．

南風です．よろしく．全身麻酔は何を用意していますか？

はい，**腹臥位なので，折れ曲がりにくいらせん入り気管チューブを用意**しています．あと，頸椎手術なので，出血と頸髄圧迫による循環変動を考慮して，静脈ライン2本と観血的動脈圧ラインを準備しています．

いいですね．気道確保の術前評価はしましたか？

すみません，プレゼンテーションを忘れていました．開口は2.5横指とやや制限されています．後屈しようとすると，上肢にしびれが出てしまうので，避けておられるようです．頸部前屈でも気分が悪くなるようです．

後屈を無理にしようとすると上肢にしびれが出るのは，頸髄症の症状ですね．なので，**マスク換気も，気管挿管も頸椎を保護した状態で行う**必要がありますね．ビデオ喉頭鏡のマックグラスかエアウェイスコープを使いましょう．

Chapter 03

整形外科手術の麻酔（脊椎外科）

わかりました．できるだけ**頸髄負担を最小限にするような愛護的気道確保を行う**ように心がけます．

■ 長時間腹臥位の合併症

今日の予定時間は 6 時間と長いですね．腹臥位の注意点はわかりますか？

長時間腹臥位にすると，同じ部位が圧迫されるので，神経障害が発生しやすいと思います．なので，圧迫部位に気をつけます．後は気管チューブが唾液などで抜けないように，きちんとテープなどで固定します 図3-1．

そうだね，どんな体位でも神経障害，褥瘡対策は重要ですね．腹臥位の状態で頸椎固定されているのに，気管チューブが抜け

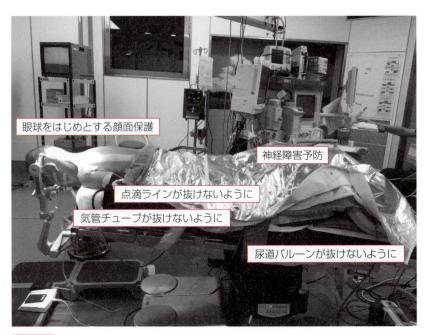

図3-1 ● 腹臥位手術の注意点

てしまうと大変です．マスク換気も非常に行いにくいし，もぐりこんで再挿管しないといけない．だから**気管チューブの固定は何よりもしっかりとしないといけない**ですね．それと，長時間腹臥位の合併症は何かな？

はい，私たちでもうつ伏せで寝ていると翌朝顔がむくむことがあります．やはり，全身麻酔時も**重力の関係で顔面などが浮腫を起こす**ことでしょうか？　**顔面だけでなく舌や眼なども浮腫を起こすので，注意が必要**だと思います．

そうだね，**上気道が浮腫を起こすということは抜管した後に，気道閉塞のリスクが高まる**ということですね．避けられない合併症だからこそ注意が必要ですね．

先生，教科書には，体位変換時も注意が必要と書いてありました．

その通りだね，体位変換時に頸髄を痛めてしまうこともあるので，**できる限り人を集めて，頸髄に負担のないように体位変換を行う必要がありますね**．そして，**体位変換時に点滴ラインや尿道バルーンが抜けないよう**にするのはもちろん，**身体の下にライン類が巻き込まれないように気をつけましょう**．

なるほど，整形外科の先生や看護師さんと注意深く観察します．

体位変換は手術室みんなで行う大切な共同作業ですからね．

先生，今回の症例は違いますが，透析患者さんに頸髄症が多いように思います．

よく気づいたね，透析性脊椎症とは，透析アミロイドーシスを主因として発症する脊椎症なのですよ．もちろん透析患者さんの場合，点滴確保の場所もシャントを避けるように考慮しな

Chapter 03
整形外科手術の麻酔（脊椎外科）

いといけません．さらに，腹臥位の際にシャントも守らないといけないよ．**シャント音を体位変換前と後で確認する**ことが大切ですね．

腹臥位のリスクが理解できました．ありがとうございます．

■ 術中脊髄モニタリングの意義

ところで，今日の手術は，整形外科から運動誘発電位（motor evoked potential：MEP）図3-2 の依頼がきているけど，麻酔法は何で行う予定ですか？

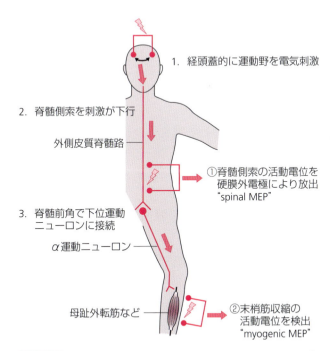

図3-2 ● 運動誘発電位（motor evoked potential：MEP）
（竹内　護，他編．実践臨床麻酔マニュアル．東京：中外医学社；2013より）

レミフェンタニルとセボフルラン主体で行う予定ですが，いかがでしょうか？

ほとんどの麻酔薬は MEP を抑制するとされているので，**できる限り MEP 抑制の少ないレミフェンタニルとプロポフォールを用いた TIVA** で行いましょう．

わかりました．基本的な質問で恐縮ですが，MEP はなぜ行うのでしょうか？

MEP は神経障害の検出感度が高く反応も迅速なので，脊椎の手術では脊髄障害の早期発見に有効といわれています．どんなプロが手術を行っても，神経障害発生の可能性はゼロではありませんから．

わかりました．ありがとうございます．

■ 脊椎手術は大量出血にも注意

その他，脊椎手術で注意することは何でしょうか？

うーん，イメージがつきません．

骨からの出血は時として非常にコントロールが難しいのだよ．

そういえば，**脊椎固定術では大量出血することがある**とも聞きました．

そうだね，どうしても固定範囲が広くなる場合などに出血量が多くなることもあります．腫瘍切除術などでないならば，自己血回収装置を用いることもあります．術前に自己血を貯血しておくこともあります．

Chapter 03

整形外科手術の麻酔（脊椎外科）

麻酔中の血圧はどう管理すればいいでしょうか？

出血を減少させるために，ある程度は低血圧麻酔管理がいいとされていますね．しかし，**血圧を下げ過ぎると，脳梗塞や臓器不全など，有害事象も発生するから注意**しましょう．

■ 整形外科脊椎手術の安全のために外科医・看護師とともに注意すること

さて，整形外科脊椎手術で他に気をつけないといけないことは何でしょうか？

やはり**腹臥位ですので，バッキングなどの体動により点滴ラインや気管チューブの異常が発生する可能性がある**と思います．なので，深い麻酔深度の維持を目指したいと思います．

そうだね，マイクロ手術といって顕微鏡を用いる場合もあるので，そんな時に体動があると，術者に大きなストレスをかけてしまうから注意しましょう．

後はやはり**眼をはじめとした保護が大切**だと思います．

そうだね，**腹臥位の眼障害は圧迫だけでなく術中低血圧**なども指摘されていますから．**消毒薬も眼毒性が強く，失明につながる**こともあるから，整形外科医や看護師さんと一緒に気をつけることが大切ですね．

■ 脊椎外科の術前診察と術前説明

若年者の脊椎外科症例は側弯症が多く，先天性疾患の合併を確認する必要があります．対照的に，高齢者の脊椎手術の場合は，「頸椎の可動性」や「頸髄症の程度」を把握する必要があ

ります．リウマチなどを合併している場合，後屈だけでなく，開口なども難しいことがあるので気道系の診察は必須です．さらに，透析患者の場合，シャント音や，日常の血圧，自尿の有無，1週間の透析回数と1回除水量，透析中の血圧低下などを把握する必要性があります．

　術前説明では，挿管困難が疑われる患者の場合，軽度鎮静下の意識下挿管の可能性の説明が必要な場合もあります．長時間症例では，気道や顔面の浮腫などで手術室内における抜管の危険性が高まり，集中治療室で状態改善の後に覚醒および抜管を行う可能性を伝えておくのがいいでしょう．

　また，側弯症でwake-up testなどが必要な場合，若年者が多いこともあることから，その方法を丁寧に説明し，不安などの軽減を行うことが大切です．

■ 腹臥位の気道管理と人工呼吸管理

①腹臥位の気道管理

　患者さんを一旦腹臥位に体位変換すると，術中に気管チューブトラブルが生じたときに対処が非常に難しくなります．なので，体位変換の前に気管チューブが抜けないようにしっかりと固定しましょう（固定テープを点滴固定用シールなどで補強するなど）．気管挿管後，口腔内にガーゼを留置することで，唾液による固定テープはがれが抑制できる可能性があります．ただし，**ガーゼの口腔内遺残などは気道閉塞につながるので，数は必ず確認**しましょう．体位変換では頸髄保護への注意が必須です．患者さんは意識がないので，頸髄に無理な負担がかかっても症状を訴えることができません．また，頭頸部の相対的位置を常に意識し，十分注意をして体位変換を行う姿勢が麻酔科

Chapter **03**

整形外科手術の麻酔（脊椎外科）

医に求められます.

②腹臥位の呼吸管理

　仰臥位に比べて肋骨の動きが制限されるため，同じ換気量を得るには高い気道内圧が必要とされます．一方，無気肺も仰臥位より生じやすくなるため，呼気終末陽圧（PEEP）を付加して肺虚脱の予防を行うことが大切です.

腹臥位の褥瘡発生と神経障害予防

　腹臥位症例では褥瘡発生と神経障害の2つに対する予防が非常に大切です.

1．褥瘡予防

　手術台マットの素材は身体全体に「点ではなく面」で接触し，圧が分散されるように工夫されています．しかし，毛細血管レベルでの動脈圧は25〜30mmHg程度です．なので，これより高い圧が局所に加わると循環停滞による褥瘡が起こるので注意が必要です.

　腹臥位では，
①前胸部
②上前腸骨棘部
③膝蓋骨部
④前脛骨部
⑤足趾先端部
が主な支持面とされていますが，同時に褥瘡の好発部位ともいえます.

　さらに忘れてはいけないのが眼球です．**物理的圧迫だけでなく消毒薬への曝露でも失明につながる**ので注意が必要です.

2. 神経障害予防

さまざまな神経が圧迫され，**虚血や断裂により神経障害が発生**します．特に，

①**腕神経叢**

②**腋窩神経**

③**上腕神経**

④**尺骨神経**

⑤**腓骨神経**

⑥**前外側大腿神経**

の障害報告が多く，注意が必要です．

予防法の例として，

▶**腕神経叢の場合**

①**頸部は正中固定する**

②**上腕の骨頭で圧迫されないように体軸と肩関節の 90 度以上の外転をさける**

③**前腕は軽度内旋する**

などの対策が取られます．

▶**尺骨神経の場合**

①**肘関節の 90 度以上の屈曲をしない**

②**肘関節や上腕，前腕の圧迫物がないようにする**

などの注意が必要です．幸い，整形外科医は関節や神経障害の知識も深いため相談していきましょう．

■■ 術中脊髄モニタリング

MEP もしくは体性感覚誘発電位（somatosensory evoked potential：SEP）が側弯症手術における神経生理学モニタリングとして最も臨床使用されています．

Chapter **03**

整形外科手術の麻酔（脊椎外科）

このうち，MEP は「神経障害の検出感度が高いこと」と「反応も迅速」であることから運動神経機能障害予防のための有用なモニターとされてきました．しかし，MEP は麻酔薬で抑制されることもあるため，使用薬剤選択に注意しましょう．MEP モニタリングを行い，神経生理学的な反応が得られない場合や判断できない場合には，確実な運動機能評価として wake-up test を行うこともあります．

側弯症手術の麻酔

側弯症は合併症のない特発性側弯症と，マルファン症候群などを合併する症候性側弯症に分類されます．合併症を有する場合，それぞれの基礎疾患に対する注意を行いながら麻酔管理を行いましょう．

全ての側弯症の手術で注意すべき点は，

①呼吸機能における拘束性障害

②大量出血の可能性

③術中脊髄モニタリング（MEP）もしくは wake-up test の可能性を意識した麻酔管理

です．

側弯症手術の最も恐ろしい合併症は脊髄麻痺です．これを防止するためには，術中 MEP モニタリングを行い，併せて wake-up test の実施も想定した麻酔管理を行う必要があります．MEP モニタリングを行う場合には，前述のように，影響が最小限となるような薬物を選択し，麻酔維持を行う必要があります．例としては，プロポフォールとレミフェンタニルを用いた全静脈麻酔(total intravenous anesthesia: TIVA)です．

Wake-up test を行う必要がある場合，鎮痛を十分行い，患

者さんに覚醒してもらい指示に従える程度の意識レベルに調整しなくてはなりません．筋弛緩薬に関しても，指示に従い，四肢を動かせるような筋弛緩状態に調整するために，筋弛緩モニタリングなどを行うことや，スガマデクスで拮抗するなどの対応が必要です．それぞれの施設の麻酔方法の中で，整形外科医と協調して患者さんに苦痛なく適切な診断を行う姿勢が大切です．

ポイント

- ☑ 脊椎外科手術は高齢者が多いため合併症管理が重要
- ☑ 体位変換時も頸髄保護を意識して行おう
- ☑ 体位変換時にラインを身体の下に敷かれないよう気をつけよう
- ☑ 脊椎外科は長時間腹臥位のため浮腫などの合併症管理が必要
- ☑ 術中脊髄モニタリング（MEPなど）を行う場合，麻酔薬の選択に注意しよう
- ☑ 側弯症手術は，拘束性障害，大量出血，術中脊髄モニタリングに注意しよう

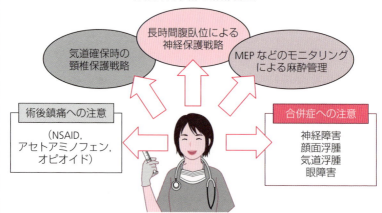

脊椎外科手術の麻酔管理

Chapter **03**

整形外科手術の麻酔（脊椎外科）

参考文献

1) 堀田訓久，竹内　護．実践，臨床麻酔マニュアル．東京: 中外医学社; 2013.
2) 大久保涼子，飛田俊幸，馬場　洋，他．腹臥位における脊椎手術後の失明－本邦と米国の発生頻度の違いについて－．臨床麻酔．2011; 35: 1845-8.
3) 福岡尚和．整形外科領域での MEP と SEP．麻酔．2015; 64: 515-23.

Memo　　脊椎外科手術について，気付いたことを書き込みましょう

COLUMN 3
2型糖尿病患者の麻酔管理上の注意点

　「糖尿病」は他の疾患と同様に，さまざまな重症度に分類できます．「食事・運動療法のみ」の場合や，「内服治療でコントロール良好」，「インスリン治療まで至っても腎障害があり透析寸前」の方もいます．

　また，メタボリックシンドロームと言われるように，糖尿病には動脈硬化が随伴することも多くなります．そして，動脈硬化の影響で冠動脈や，脳血管に異常をもつ場合も多く，注意が必要になります．さらに，自律神経障害による血圧変動や腎障害による腎機能不全などが，周術期管理に大きな影響を与えます．

糖尿病患者の術前評価

　糖尿病患者の術前診察では重症度とさまざまなリスクを評価することが大切です．

　血糖コントロール，HbA1c値，尿糖，尿ケトン体，血糖値の変化，失神の既往（低血糖発作の徴候）はとても重要です．糖尿病合併症（網膜症，腎症，神経障害，心血管障害）の程度について把握することも大切です．

　手術当日は絶食のため，経口血糖降下薬内服指示や，インスリン治療は注意が必要です．血糖値とその変動を確認することが大切です．

糖尿病患者の周術期管理

　全身麻酔導入や維持に特別な禁忌はありませんが，循環変動が起こりやすくなります．例えば，動脈硬化が強い患者では，硬膜外麻酔などによる血圧低下が著しくなる可能性があります．循環器系合併症があれば，血圧変動

Chapter 03

整形外科手術の麻酔（脊椎外科）

が少なく冠血流を意識した麻酔管理を行うことが大切です.

　術中の血糖コントロールのポイントは,

①重症低血糖にしない,

②高血糖を持続させない,

ことです. 術中は1 〜 2時間ごとに血糖を測定し, 血糖値のコントロールの悪いときは指導医に相談して, インスリンを使用し, 血糖100 〜 180mg/dL程度にコントロールするのが一般的です. この目的は, 細胞内飢餓を予防することにあります. 低血糖傾向が強い場合, ブドウ糖の含まれる維持輸液を持続投与します.

　もちろん, インスリン投与により低カリウム血症なども発生し, 不整脈が発生しやすくなるので注意が必要になります.

Chapter 04 脳神経外科の麻酔

Introduction

脳神経外科の麻酔は，開頭脳腫瘍切除術，蝶形骨洞下垂体腫瘍切除術，血腫除去術，V-Pシャント，L-Pシャント，動脈瘤コイリング，覚醒下手術など多岐にわたります．術前の患者さんの「意識レベル」，「腫瘍位置」，「予想出血量」などを把握して麻酔管理計画を立てる必要があります．特に，頭蓋内圧や脳循環を意識することが大切です．今日は，黒澤先生の指導下で，渡辺先生が開頭腫瘍摘出術の麻酔を担当します．

■ 頭蓋内圧を意識しよう

　今日は，開頭脳腫瘍摘出術の麻酔管理だね．いろいろ勉強してきたかな？

　はい，脳の手術なんてとても緊張しています 図4-1 ．色々と注意する項目がありすぎて，少し混乱しています．**頭蓋内は脳組織，血流，髄液の3つで構成される**というのは理解できましたが，少し考え方がわかりません．

Chapter 04

脳神経外科の麻酔

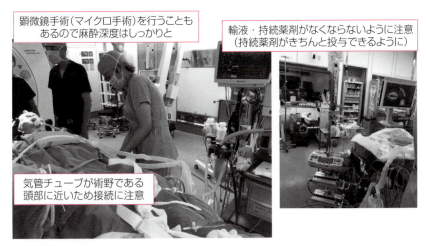

図4-1 ●脳神経外科の手術

(吹き出し)
- 顕微鏡手術（マイクロ手術）を行うこともあるので麻酔深度はしっかりと
- 輸液・持続薬剤がなくならないように注意（持続薬剤がきちんと投与できるように）
- 気管チューブが術野である頭部に近いため接続に注意

　　この患者さんの脳の CT をみてみよう．**脳腫瘍の評価として腫瘍の部位や大きさ，腫瘍周囲の浮腫などを CT，MRI などで確認することは必須**だよ．**脳槽の狭小化やミッドラインシフトがあれば頭蓋内圧亢進が疑われる**ね．実際この患者さんは，頭痛が主訴で近医受診して脳腫瘍がみつかったね．今は長時間作用性ステロイドであるベタメタゾンを内服しているね．

　　頭蓋内圧亢進予防にステロイドということですね．**高血糖や高ナトリウムや低カリウムなどの電解質異常**に注意します．

　　今回は，腫瘍により脳容積が増えて，頭蓋内圧亢進が起こっているのだよ．脳出血の時はもっと時間的猶予がないから，緊急手術になることが多いよね．**脳幹圧迫による脳ヘルニアが起こり心停止に至る**こともあるから，できるだけ頭蓋内圧を下げないといけないよ． 図4-2 ．

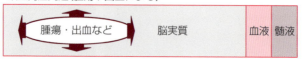
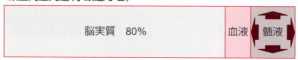

図4-2 ● 脳圧を意識して管理しよう

　わかりました．頭蓋内圧を意識した麻酔管理ですね．

　まずは，**開頭脳腫瘍摘出術の場合，少なくとも開頭までは過換気で管理することが多い**よね．**浸透圧利尿によりマンニトールを投与する**ことも大切だね．

　脳血流を減らして，頭蓋内圧を下げることが目的ですね．

　その通り，術者の先生にタイミングを確認しつつ進めることも大切だよ．あと，**脳圧亢進を予防するために術中や術後にも脳脊髄液ドレナージが行われることもある**よ．

■ 脳循環を意識し，輸液管理にも注意しよう 表4-1 , 表4-2 , 表4-3

　脳外科の麻酔は長時間に及ぶこともあるね．頭蓋底手術などは 20 時間を超えることもあるよ．

Chapter 04

脳神経外科の麻酔

表4-1 ● 脳圧亢進時の麻酔科的対応

- 適切な範囲で人為的に血圧低下
- 利尿薬を使用（マンニトール，フロセミド）
- 過換気にする
- 脳脊髄液ドレナージ（スパイナルドレナージ）
  （術中・術後に行われることもある）
- ステロイド投与（即効性はないので主に術前に使用）

表4-2 ● 脳血流・代謝の考え方

- 脳灌流圧＝平均動脈圧−頭蓋内圧or中心静脈圧
  （頭蓋内圧と中心静脈圧の高い方）
- 脳血流量＝脳灌流圧÷脳血管抵抗（正常で約50mL/100g/min）
- 脳血流量は心拍出量の15%
- 体温が1度下がるごとに脳代謝は7%低下

表4-3 ● 脳神経外科の輸液管理

- 脳浮腫をきたさない輸液管理が必要．循環血液量を維持しつつ浸透圧を高く保つ．
- 過剰な輸液を避ける．可能であれば循環血液量が過少にならない程度に輸液量を調整する．
- 高血糖を予防する輸液管理．細胞内に糖と共に水分が移動し，浮腫を助長⇒高血糖は神経学的予後を不良にする．
- 浸透圧利尿薬使用時は，尿量と循環血液量の評価を行いながら輸液量を調節．
- SIADH，尿崩症が発生することがあり尿量に注意．

そんなに長いと輸液管理とかが非常に難しいですね．

さらに体位が仰臥位でないこともあるために**神経障害や，浮腫などにも注意が必要**だね．**輸液管理は過剰輸液により脳浮腫が起きてしまう**一方，**マンニトール投与で利尿傾向になりすぎて，循環血液量減少**となることもあるからね．術野の出血と尿量を評価しながら管理する姿勢が大切だね．

第3章と同じく，体位と神経障害対策は重要ですね．後，教科書的には，高血糖も避けるべきとありました．神経細胞に悪影響とか……

そうだね，過剰な高血糖は避けた方がいいよ．**細胞内に糖と共に水分が移動し，浮腫を助長してしまう**からね．**高血糖は神経学的予後を不良にする**といわれているね．ただし，**レミフェンタニルの登場で侵襲が少ない麻酔が可能**になったので，血糖コントロールに関しては，最近は少し行いやすいかな．

あと，特に意識しないといけないことは何でしょうか？

脳血流の維持を意識しましょう．血圧を上げ過ぎてもいけないし下げ過ぎてもいけない．（脳灌流圧）＝（平均動脈圧）－（頭蓋内圧もしくは中心静脈圧）だということを常に意識しましょう．

過剰な PEEP などは中心静脈圧を上げてしまう可能性があるから避けますね．

他には**脳の血流は全身の 15％もある**ということや，**脳代謝は体温が 1 度下がるたび 7％低下する**ことも生理学的な知識として重要です．

さまざまな脳神経手術

ところで先生，脳神経外科手術は本当に色々と術式がありますね．

そうだね，しかし大切なことは今まで述べてきたように術前の CT や患者さんの状態をしっかりと把握して，**何をすれば脳と全身にベストかを考える**ことだよ．

手術も，血管系と腫瘍切除術で異なると思いますから，麻酔方法もそれぞれに対応するのですね．

そうだね，腫瘍も位置により体位も変わるし，アプローチも変わるよ．例えば先端肥大症などの脳下垂体腫瘍摘出術は，経

Chapter 04

脳神経外科の麻酔

鼻的に副鼻腔を通って手術するね.

確かに，脳下垂体の位置は副鼻腔からアプローチした方がやりやすいですね.

また，**脳動脈瘤の手術では，血圧が上昇しすぎると破裂リスクがあるし，下げ過ぎると虚血の可能性**もある. だから術中，カテコラミンや末梢血管拡張薬を使用して，できる限り一定にキープする努力が必要だね. レミフェンタニルのおかげで，大分血圧維持はやりやすくなったけどね.

レミフェンタニル使用により，一定の鎮痛を提供できるようになったからですね. だから，**点滴切れなどレミフェンタニルが投与できていない事態は絶対避けないといけない**ですね.

そうだよ，あとは脳が腫脹しているかどうかとかは脳外科医じゃないと正確に把握できないので，脳外科医と対話しながら，換気量調整やマンニトール投与を行おうね.

脳室腹腔シャントや腰椎腹腔シャントという手術もありますね.

これは正常圧水頭症という病態で，認知症状がある人や失禁傾向にある人などで行われる手術だね. 術前の意識状態が低下していることもあるので，注意が必要だね.

■ 脳神経外科の緊急手術　脳出血

脳神経外科というと緊急の脳出血というイメージがありました.

そうだね. くも膜下出血などはできる限り迅速に対応しないといけないね. **時間が経てば経つほど，頭蓋内出血量が増えて，機能予後低下や脳ヘルニア増悪につながる**からね. 救急外来から手術室に飛び込んでくることもあるよ.

怖いですね．でも，できる限り手術を早くしないといけないのですね．

そうだよ，緊急手術の場合は絶飲食が保たれていないから，迅速導入で行う必要があるね．しかし，血圧を上げずに気管挿管する必要がある．緊急症例の場合は，**頭蓋骨を外すだけで外減圧といって，脳圧の低下**につながる，**硬膜を切開すると血液が流出して高まっていた頭蓋内圧が急に下がるので，血圧が異常低下することもある**のだよ．だから，本当に麻酔管理は難しい．

聞いているだけで大変そうです．

■ 脳神経外科手術の安全のために外科医・看護師とともに注意すること

ところで，脳神経外科手術について渡辺先生は何に気をつけようと思いましたか？

やはり，術前の意識レベルや頭蓋内圧亢進の程度を理解しておくことが必要と思いました．覚醒した時に，麻酔薬の残存，手術の影響などを評価する上でも重要だと思います．

そうだね，必ず術前評価はしっかりと行おう．過換気設定についても術者と相談しながら行おうね．

後は，バイタルサイン管理も非常に重要だと思いました．**脳動脈瘤のある方でヘッドピン固定の時に，血圧上昇は何としてでも絶対に避けないといけない**と思いました．血圧異常上昇で動脈瘤を破裂させたら大変です．

そうだね，ヘッドピン固定のときも，打ち込む少し前から，術者と息を合わせて適切な鎮痛を設定しておかないといけないね．

Chapter 04
脳神経外科の麻酔

 後は，体位や長時間手術であることが大切と思います．

 そうだね，『持続薬剤が途中で投与されていない』なんて事態が起こらないように注意することは必須だね．

■ 脳神経外科症例の術前評価

一般的な術前評価に加えて，それぞれの**脳神経外科の基礎疾患（脳腫瘍，動脈瘤，ホルモン分泌異常）に伴う臨床症状の把握**が大切です．特に頭蓋内圧亢進症状の有無，**臨床症状として悪心，嘔吐，頭痛，瞳孔の左右差などの確認**は不可欠です．

術前投薬とコントロール状態についても，十分な評価が必要です．例として，脳浮腫に対する利尿薬による電解質異常，ステロイドの投与によるステロイドカバーの必要性を考慮する必要があります．

■ 脳神経外科麻酔導入時の注意点

気管挿管時には高血圧，低酸素症，高二酸化炭素症，咳反射を起こさないようにしましょう．咳反射による脳圧亢進などさまざまな不利益が生じます．

脳神経外科の全身麻酔導入は，十分な量の導入用の鎮静薬，筋弛緩薬，鎮痛薬を用いて導入しますが，低血圧に陥らないよう注意しましょう．

二酸化炭素濃度の管理が脳血流に大きく影響することに留意して，過換気にも低換気にもならないようにしましょう．

術野が頭部のために気管チューブが近く，麻酔科の手元から遠くなります．トラブルがあった場合には致命的となるため，気管チューブ固定，回路の固定に特に注意しましょう．

脳神経外科症例では覆布により，全身観察が難しくなり，さまざまな体位をとることが多くなります．体位による神経障害や褥瘡，眼合併症を起こさないように外科医や看護師とともに十分注意をしましょう．

頭部をヘッドピン固定することもしばしばあります．非常に強い刺激なので，血圧変動に注意しましょう．特に脳動脈瘤手術ではこの刺激による血圧上昇で破裂を起こすこともあり，脳出血症例では脳圧亢進を悪化させる可能性もあります．

脳神経外科術中管理の注意点

手術開始時には刺激が加わり血圧が上がります．血圧変動が最小限になるように薬剤を調節しましょう．

開頭し，硬膜に切開が入る前後でマンニトールや抗痙攣薬の投与がよく行われます．マンニトールに関しては下記の2点が重要です．

①**マンニトール投与でまれに高カリウム血症が発生するので血液ガス所見の把握**や心電図所見（T波増高がないか）に注意しましょう．

②**マンニトールは浸透圧性利尿で尿量が増加するため輸液バランスに注意**しましょう．

顕微鏡下の手術が行われることが多いので，筋弛緩薬を持続的に投与し，体動を抑制しましょう．

脳実質には痛覚がないので，硬膜切開後は鎮痛薬の必要量は減少します．しかし，ヘッドピンや気管挿管刺激は存在するため，制限しすぎるのは避けましょう．

呼吸管理の際，**呼気終末陽圧（PEEP）は必要最低限に留めましょう**（静脈圧を上げ，脳圧を上げることがあります．）し

Chapter 04
脳神経外科の麻酔

かし，**PEEPなしで循環血液量低下傾向にあると空気塞栓のリスクもあります**．特に，脳の静脈が全て注ぐ硬膜静脈洞が開放された場合，空気塞栓のリスクは高くなるため，注意が必要です．

血中二酸化炭素濃度は脳血管収縮に関係するために，術者や指導医とよく相談して，換気設定を適宜調整することが重要です（**二酸化炭素蓄積で交感神経系亢進＋脳血管拡張，二酸化炭素低下で交感神経系低下＋脳血管収縮**）．

■ 脳動脈瘤クリッピングの麻酔管理

もっとも大切なことは脳動脈瘤の破裂もしくは再破裂防止です．そのためには，循環動態の安定がより重要です．まず，**気管挿管時の血圧変動をいかに最小限にするかが大切**です．麻酔導入方法は，通常の急速導入もしくは迅速導入で行います．咳反射を予防するために，十分な鎮痛と筋弛緩を施してから，気管挿管します．麻酔維持は，レミフェンタニル使用により容易になりましたが，血圧はあくまで通常血圧に維持する必要があります．術中に**血圧が高くなれば動脈瘤破裂の危険が伴い，低血圧は脳循環不全のリスクが上昇する**からです．特に瘤の破裂による頭蓋内圧亢進状態では注意が必要です．

■ 脳室-腹腔（V-P）シャント，腰椎-腹腔（L-P）シャントの麻酔

基本的に気管挿管と静脈ライン1本で管理可能です．仰臥位もしくは側臥位で行われます．

認知症や歩行障害，尿失禁に対して行われる手術で，術前から患者さんの意識状態が悪化している場合もあります．過剰な

オピオイド鎮痛薬投与で覚醒遅延が発生する可能性もあります．術前の意識レベルをよく確認し，覚醒時の指標にすることが大切です．

脳神経外科覚醒後の術後管理

気管挿管・抜管に関わらず，可能な限り集中治療室で全身状態を観察・管理しましょう．

①血圧を厳重に管理します．特に**虚血性心疾患の術後や線溶療法（t-PA など）投与後の高血圧は重篤な脳出血を引き起こすことがあります**．

②意識状態・見当識・麻痺などの神経学的に急激な悪化がないか注意します（脳浮腫，血腫，水頭症，脳ヘルニアなどの可能性を警告していることがあります）

特に術翌日から，**脳浮腫が発生することもあり意識レベルにも注意が必要**です．

③抗利尿ホルモン分泌異常症（SIADH），尿崩症に注意が必要〔電解質（Na，K），尿量，浸透圧を定期的にチェックする必要があります〕．**特に SIADH は下垂体手術で発生しやすい**ことが知られています．

56 麻酔科研修 実況中継！ 第2巻 各科手術の麻酔管理編 JCOPY 498-05534

Chapter 04

脳神経外科の麻酔

 ポイント

- ☑ 換気設定により二酸化炭素濃度が変化し脳血管収縮や拡張が起こるので症例ごとに確認しよう
- ☑ 頭蓋内圧を意識して，過換気設定やマンニトール投与などを術者と相談しよう．「(脳灌流圧) = (平均動脈圧) − (頭蓋内圧もしくは中心静脈圧)」の式で脳血流を意識しよう
- ☑ ヘッドピン装着は大きな刺激なので，しっかりとした鎮痛を行おう
- ☑ 長時間手術になることが多いので，輸液，体位などにも細心の注意をしよう
- ☑ 脳出血症例の緊急手術は特に血圧変動に注意しよう
- ☑ 脳室-腹腔（V-P）シャント，腰椎-腹腔（L-P）シャントの症例は術前の意識，応答レベルが重要

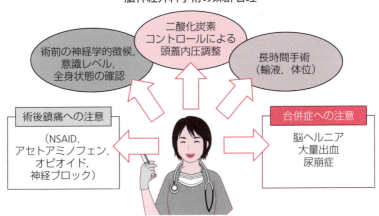

参考文献

1）坂部武史. 脳神経外科手術と麻酔. 東京: 真興交易医書出版部; 2002.
2）中山英人, 西澤秀哉. 各科手術での使用: 脳神経外科・脊髄外科手術－頭蓋内圧, 神経保護・モニタリングー. 日臨麻会誌. 2016; 36: 456-9.

Memo

脳神経外科の麻酔について, 気付いたことを書き込みましょう

Chapter 04

脳神経外科の麻酔

COLUMN 4

透析患者の麻酔

　腎臓は全ての全身状態に影響するため，透析患者の術前評価項目は多くなります.

透析患者に対する評価項目

- 腎不全の原因
- 透析歴（腹膜透析の有無，血液透析導入の時期，透析回数）
- wet weight（透析前）とdry weight（透析後），除水量，透析前後のカリウム値シャントの部位（シャント再建歴がある場合は，過去のシャント部位）
- 自尿の有無と1日尿量
- 1日水分制限量
- 術前最終透析予定日
- 術後透析予定日
- 透析中のイベント（血圧低下が起こりやすいなど）

を術前に綿密に評価します.

　さらに腎不全に伴う合併症として，高血圧，冠動脈疾患，動脈硬化，貧血，電解質異常（カリウムやカルシウム），血小板機能不全，糖尿病などの有無と程度を確認しましょう.

透析患者の全身麻酔導入

　透析患者には硬膜外麻酔は基本的に施行しません.

　シャント側はライン確保や血圧測定は行いません. 術中シャント音を定

JCOPY 498-05534

59

期的に確認することが大切です（聴診器を用いたり，手で触れてみましょう）．手術の体位により，シャントが圧迫されていないか注意しましょう．

　将来的に，対側上肢にシャントの作成が必要となる可能性があります．なので，静脈ルートは対側の手背か下肢になるべく確保します．しかし，下肢に血栓が疑われる場合には，超音波ガイド下に中心静脈確保も選択肢になります．

透析患者の術中麻酔管理

　基本的には「輸液量を制限し，腎排泄の薬剤を避ける」のが一般的です．カリウムを含まない輸液が基本的に用いられます．

　ロクロニウムは肝代謝ですが，腎不全でも遷延することを意識して，麻酔管理を行いましょう（筋弛緩モニターが有効です）．

高カリウム血症発生時の対応

　もしも高カリウム血症が発生した場合でも，心電図異常（テントT波：T波が増高）が出る前に対応しましょう．また，心電図も個人差があるので，術前の心電図と比較します．

　高カリウムの治療として，
①カリウムフリーの輸液投与
②過換気
③フロセミド投与
④塩化カルシウム投与
⑤グルコース・インスリン療法（GI療法）
などがあります．

　少しでも心電図異常や検査データで不安を感じたら，すぐに，指導医に相談し対応しましょう．

Chapter 04
脳神経外科の麻酔

高カリウム血症と心電図変化

右へ行くほど高カリウム血症となります．

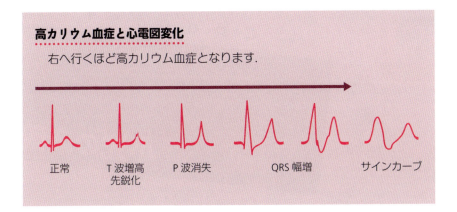

Chapter 05 小児の麻酔

Introduction

広義に「小児」とは,新生児から学童期までの幅広い年齢層が含まれます.また,先天性疾患を有するか否かも周術期管理に大きく影響します.①物理的に小さいので,微細操作が必要なことや手術操作の影響を受けやすいこと,②生体予備能が低く低酸素などのトラブルに対して弱いこと,③コミュニケーションが取りにくいこと,を念頭において小児麻酔に臨みましょう.ここでは,一般的な小児の術前評価と緩徐導入について説明します.

今日は,5歳の扁桃摘出術の麻酔を松上先生の指導下で中山先生が担当します.

　　　松上先生,おはようございます.今日は5歳の華岡花子ちゃん,102cm,24kgの女児です.既往は特にありません.以前,卵アレルギーがありましたが,現在は大丈夫です.3週間前に上気道炎に罹患しましたが,2週間前から解熱しています.**夜間にいびきをしているということで近医受診し,扁桃肥大症,アデノイド肥大**と診断されました.

Chapter 05

小児の麻酔

表5-1 ● 小児の術前評価

- 先天性疾患がないかどうか？
- 血縁者に悪性高熱症等の既往がないか？
- いびきなど気道閉塞症状はないか？
- 乳歯はぐらつきがないか？
- 風邪をどれくらい引いているか？
- 予防接種はいつ何を接種したか？
- 在胎週数，出生時体重

　きちんと，プレゼンテーションできたわね．**表5-1** のように，小児の術前評価では，先天性疾患の有無，血縁者の麻酔関連異常，乳歯の状態，風邪の有無，予防接種歴，在胎週数や出生時体重も必要な情報よ．花子ちゃんは，全身麻酔歴はないわね．いびきは扁桃肥大による気道閉塞のリスクだから，今回は前投薬指示なしにするわ．前投薬しないと，ものすごく**子どもは怖がるから，お母さんと一緒に入室してもらいましょう**．絶飲食指示はどうしているかな？

　朝8時の入室なので，食事は前の日の21時まで，飲水は清澄水を当日朝6時までにしています．それでいいでしょうか？

　そうね，もう離乳していて普通に食事しているからそれくらいでいいでしょう．

　もっと短くてもいいのでしょうか？

　麻酔科の絶飲食ガイドラインなどでは，母乳は4時間前などにしているわ．これは乳児の消化，ストレス，安全性を考えた推奨なのよ．

　なるほど，もっと勉強します．

　ところで，点滴や気管チューブも用意したかしら．

点滴は小児用点滴，気管チューブはカフありの 5.0 mm と 4.5 mm を用意しています．

　今日は私がメインで麻酔するからきちんとみていてね．子供にとっても親にとっても小児麻酔は大変なのよ．

　あっ，花子ちゃんがお母さんと手をつないで入室してきました．

■ 緩徐導入　図5-1，表5-2

　うちの施設では，子供が怖がらないように，私たちが着けているサージカルマスクは，導入時に外していいことになっているわ．はい，こんにちは，花子ちゃん．さゆりお姉さんですよー．お母さんもおはようございます．

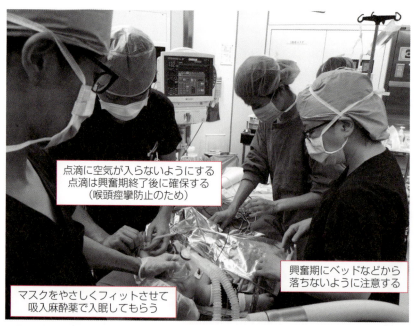

図5-1 ● 小児の緩徐導入

Chapter 05

小児の麻酔

表5-2 ● 小児の全身麻酔導入時の緩徐導入の注意点（1例）

- 小児と同じ目線で話す
- 小児は蛇管を怖がるのでマスクを触ってもらい，下から接続する
- 小児はマスクも怖がるので尾側から口に乗せる
- 酸素化の後笑気を混ぜると興奮期をスキップできるかもしれない
- 気管チューブは色々なサイズを開封せずに用意しておく
- マスク換気で容易に胃膨満が発生するのでできるだけ圧をかけない

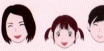

よろしくお願いします．はい，花子ちゃん，おはよーって．

怖いよー……ママー．おててつなぐよー．

おててつないでていいよ．はい，花子ちゃん，フェイスマスク触ってみようか．お母さんも一緒に大きいフェイスマスクでお願いします．

なるほど，**フェイスマスクに対する恐怖感を触らせて取る**のですね．

はい，ピカピカしたシールだけ指につけさせてねー（SpO$_2$モニターをつける）．

ピカピカしてる……ピカピカ

花子ちゃん，良かったねー

じゃあ，花子ちゃん，ママと手をつないで目を合わせておこうか……フェイスマスクをお顔にぴったりとつけてねー．ふーふー，して．

なるほど，**小児は吸ってよりも吐く方がやりやすい**，ということですね．では酸素投与します．

はい，じゃあお口で大きくフーフーしていてね．中山先生，セボフルラン 8％でお願いします．

ふーっ，ふーっ，ママ……マ……（入眠）

お母さん，入眠しましたので後はこちらでお預かりしますね．

よろしくお願いします．

はい，だんだん麻酔が深くなってくるからねー．ここで，**興奮期といって，意識はないけど体動がある状態**になります．ベッドから落ちないように，みんなで支えてあげましょう……興奮期が終わったら，点滴を細い 22G か 24G でいいので確保してね．**興奮期の間に点滴を取ろうとすると喉頭痙攣を起こして換気不能になることもある**のよ．

わかりました．興奮期が過ぎてから，点滴確保します．まずは，吸入麻酔薬で入眠させて，点滴をその後確保することで，子どもを点滴の恐怖から解放する，ということですね．

そうね，**点滴確保の際に絶対に空気が静脈に入らないようにしてね．卵円孔開存などが残存している小児も多いので，空気が静脈系から動脈系に入ると脳梗塞や末梢組織の壊死につながる**からね．

本当に気をつけます．お母さんは，子供が寝るまでは笑っていましたけど，退室時は不安そうでしたね．

それが，親の気持ちというものらしいわ．研修医の先生や私たちレジデントは親になる前の年齢が多いから，想像しにくい

Chapter 05

小児の麻酔

かもしれないね．だからそれだけ，**術前診察のときも母児同伴入室の際も丁寧にしないといけないのよ．**

■ 麻酔覚醒

　　内径 5.0mm の気管チューブが問題なく気管挿管されました．扁桃摘出術なので，頸部を伸展させた体位を取り，手術も問題なく終わりました．いよいよ，覚醒です．

　　はい，セボフルラン投与中止します．術後鎮痛のアセトアミノフェン坐薬も入っています．

　　小児の覚醒時の注意は何ですか？

　　小児の覚醒時は喉頭痙攣と覚醒時興奮に注意してね．麻酔深度がある程度残存している場合，抜管後に喉頭痙攣が発生して，高度低酸素血症になることもあるわ．あと，小児の立場から見れば，急に眠らされて，全く知らない手術室の中で覚醒するのよ．不安と恐怖で興奮することは普通の反応よ．

　　あっ目を空けました，自発呼吸も十分です．

　　じゃあ，抜管するわ．カフ抜いて，花子ちゃん，お口開けてねー．はい，マスク乗せるよー……はい，お母さんを呼んで．

　　わーっ，わーっ，ママー，ママー．

　　うわっ，大変だ．興奮がすごい．

　　これが普通の子供の反応よ．特にスガマデクスで筋弛緩が拮抗できるようになってから立ち上がる子もいるわ．**声が出ているのは気道閉塞がない証拠**よ，おまけに嗄声もないわー．はい

花子ちゃん，心配しないでいいよー．

　　ぐすっ，ぐすっ，ママー．

　　口腔内から出血もなさそうね．室内気でSpO₂も低下しないので帰室させましょう．あっ，お母さんが来たわ……

　　花子ちゃん，よく頑張ったねー．

　　ママっ，ママっ（泣き止む）．スーッ，スーッ．

　　あっ，すぐに泣き止んで，寝てしまいました．極度の緊張から解放されたということでしょうか？

　　母は偉大なり，**母親は最高の鎮静薬であり鎮痛薬**なのよ．でも，術後早期はしっかりとモニターしておかないといけないわ．

■ 小児手術の安全のために外科医・看護師とともに注意すること

　　さて，小児手術の安全のために注意しないといけないことは何かしら？

　　やはり，**それぞれの成長段階に合わせた子供とのコミュニケーション**が必要ではないでしょうか？　必ず目を合わせて話すことが大切と思いました．

　　他には？

　　成人に比して相対的に**小さいことや弱いことを考慮して，体位変換や移動の際は特に注意しないといけない**と思います．

　　そうね，小さいので保温とかも非常に難しいのよ．**温めすぎるとうつ熱になってしまうし，温めないと体温低下になってし**

Chapter 05
小児の麻酔

まうので外周り看護師さんとも注意して観察することが必要よ．

術後鎮痛の考え方はどうでしょうか？

そうね，小さい子は錠剤を飲むことができないから，覚醒までの間に上手にオピオイドなどで術後鎮痛を完成させておくことが重要よ．アセトアミノフェンやNSAIDの坐薬投与が一般的だけど，最近，アセトアミノフェンの静脈投与ができるようになって管理しやすくなったわ．超音波技術の発展で小児の神経ブロックもできるようになったので，より選択肢が増えると思うわ．

■ 小児の術前診察と麻酔説明

①術前診察で把握する情報

出生時イベント，在胎週数，出生体重，発達遅延の有無，身長や体重の標準値との比較，痙攣やてんかんの既往，先天異常の有無，喘息既往，アレルギーの有無，などを確認します．ただ，発達遅延などはデリケートな話題なので，注意して行う方がいいでしょう．

②小児および保護者への説明

緩徐導入の場合，
1) 意識がなくなるまでは痛いことはしないこと
2) 生体の対応力が弱いため成人よりもややリスクは高いこと
3) また必ず麻酔科医が手術中はついていること
4) 退室時の様子は泣いたり寝ていたり反応はさまざまであること

などを説明しましょう．

緩徐導入および急速導入のどちらも適応となりそうな小学校低学年，中学年くらいの小児に対しては，注射を我慢できそうな子であれば通常通りの急速導入（rapid induction）で行うのがいいかもしれません．

　しかし，点滴確保が我慢できない子には「香りの強い空気を吸ってもらうので鼻でなく口で 10 回息をしてほしい」ということを伝えて，緩徐導入（slow induction）の説明を行いましょう．

小児の術前絶飲食の考え方

　飲水指示は患者の月齢や年齢で異なります．

　離乳前の乳児の場合，そのミルクを飲む間隔により調整します．例として，新生児の場合は，約 4 時間の間隔でミルクを飲んでいることが一般的なので，入室 4 時間前に最後のミルクとします．新生児期よりも月齢が増加し，5 ～ 6 時間おきにミルクを飲んでいるときは麻酔導入の 5 ～ 6 時間前に最後のミルクとするのも児のストレスが軽減できるかもしれません．

　術前絶飲食の考え方は，施設によって異なりますが，2 時間前までは水分摂取は可能としているのが一般的なようです．また，水分は，お茶，スポーツ飲料，砂糖水なども良いとされますが，ジュースは不可です．

小児の緩徐導入

①多くの子供にとって，手術室や麻酔導入は大変強いストレスになります．**前投薬や母子同伴入室などを行い，小児のストレスを最小限にする努力**をしましょう．

②緩徐導入の基本はマスクでセボフルラン吸入が中心です．

Chapter 05

小児の麻酔

フェイスマスクを嫌がらないようエッセンスを少量マスクにつけるようにしましょう.

③麻酔導入時のモニターとして SpO_2 は必須ですが,心電図,血圧計は就眠後に装着することも多いです.

④麻酔導入時,深麻酔になるまでは喉頭痙攣を起こす可能性があるため,刺激を与えないようにしましょう.**点滴確保を行う際も,小児の手が脱力していないようなレベルでは穿刺により喉頭痙攣が発生することも**あります.

⑤セボフルラン濃度を低濃度から徐々に上げていきます.泣き叫んでいる場合など,一気に高濃度を吸入させることもあります.亜酸化窒素を併用すると,興奮期をスキップできるともいわれています(2次ガス効果といいます.第1巻を参照しましょう).

⑥**自発呼吸に合わせて換気を補助します.下顎骨を軽く拳上し,軟部組織は押さえすぎないよう注意**します(気道閉塞のリスクになります).

⑦興奮期が終了し麻酔が十分に深くなったら,静脈路を確保し,薬剤を投与します.

小児麻酔の気道確保の準備 表5-3

マスク: 複数のサイズ準備(どのサイズがフィットするかは予測しにくいので)

気管チューブ: 気管チューブは指導医に確認してから開封しましょう

予測されるサイズの気管チューブとその前後の径を準備しましょう(開封せずに).

JCOPY 498-05534

71

表5-3 ● 小児回路や喉頭鏡準備について（北大阪医科大学の1例）

	回路	バッグ	人工鼻	喉頭鏡
0カ月 （2.5kg以上）	小児用Bain回路	0.5L	新生児用人工鼻ヒューミディベント3.0または3.5（小児用カート）	直1
1カ月〜1歳未満	小児用Bain回路または小児用半閉鎖回路	5kg未満0.5L 5kg以上1L	5kg以上小児用人工鼻	直1
1歳	小児用半閉鎖回路	1L	小児用人工鼻	直1or曲1
2歳	小児用半閉鎖回路	1L	小児用人工鼻	曲1or曲2
3歳	小児用半閉鎖回路	1L	小児用人工鼻	曲2
4〜6歳	小児用半閉鎖回路	20kg未満：1L 20kg以上：2L	小児用人工鼻	曲2
7〜10歳	25kg未満：小児用 25kg以上：成人用	2L	25kg未満：小児用 25kg以上：成人用	曲2〜3
11歳以上	成人用半閉鎖回路	2L	成人用人工鼻	曲3

気管チューブの太さは下記のような式がよく用いられています．

①カフなし気管チューブ　4＋年齢/4mm

②カフあり気管チューブ　3.5＋年齢/4mm

気管チューブはゼリーではなく生食を塗布することが多いです．

■■■小児の気管挿管

①乳幼児の場合，軽い後屈を保ったまま中指で下顎を押し開口します．

②喉頭展開に時間を要する場合はマスク換気を再開します．成人よりも SpO_2 が低下しやすく，二酸化炭素も蓄積しやすいので注意が必要です．

③気管挿管後は，目視で深さを確認します（声門マーカーやカ

Chapter **05**

小児の麻酔

フが見えなくなる深さを目安にすることが多いです）. **深さ
の目安として 5 ＋身長 /10cm という計算式**もあります. 20
～ 30cmH$_2$O でリークがあることを確認します. **リークが
多すぎると換気量を確保できず，入れ換えが必要**になります.

小児麻酔の術中管理

①頸部伸展などでリークが多くなり換気不良になることがあり
ます. **頭の位置を動かしたとき，開口器がかかる時，術者に
よる口腔内操作が始まる時**などは特に換気量，気道内圧に注
意しましょう.

②**気管チューブは細く，短いため屈曲，閉塞，事故抜管，片肺
挿管などのチューブトラブルが起こりやすくなります.** 換気
量や気道内圧に異常がある場合はすぐに指導医に報告しま
しょう. また，気管チューブのズレがないように固定時に口
元へ加わる力を最小限にすることも大切です. 乳児や新生児
では，片肺挿管が起こることも多く，頻回に聴診をして片肺
でないことを確認しましょう.

さらに，亜酸化窒素をラリンジアルマスクや気管チューブカ
フありで使用する際はカフ圧に注意し，高い場合はカフの脱
気を行いましょう.（亜酸化窒素曝露でカフ圧が異常上昇し，
咽頭痛が起こります.）

③小児は，**成人に比して代謝量が大きいため，低酸素，高二酸
化炭素血症**になりやすい特徴があります. 片肺換気予防だけ
でなく，人工呼吸器設定も細目に観察しましょう.

④体温が低い場合は保温が必要です. 乳児は皮下脂肪が厚いの
で，保温により体温が高くなりすぎるうつ熱にも注意しま
しょう. すなわち，**低体温にも高体温にも注意**ということです.

JCOPY 498-05534

73

小児の覚醒時の注意

①小児は覚醒しやすい

子供は醒めやすいのでセボフルランを完全に投与中止するのは完全に手術や X 線撮影が終わってからにしましょう.

②小児は吐きやすい

子供は吐きやすいので，覚醒するまでに胃管チューブなどでよく胃内の空気や胃液を吸引しておきましょう.

③筋弛緩薬の拮抗

スガマデクス投与量を計算して，指導医とともに確認してから投与しましょう（浅い筋弛緩の場合 2mg/kg，深い筋弛緩の場合 4mg/kg で投与が一つの目安です）. 考慮せずにスガマデクスを多目に投与してしまうと，再挿管が必要な際に難渋します.

④喉頭浮腫

子供は喉頭浮腫を起こしやすく，術後の気道閉塞につながることもあります. 気管挿管時だけでなく，術中も咽頭組織に気管チューブによる刺激がかかりすぎないように注意しましょう.

Chapter 05

小児の麻酔

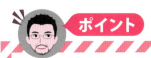

ポイント

- ☑ 小児の緩徐導入はゆっくり確実に対応しよう
- ☑ 小児は低酸素血症になりやすく高二酸化炭素血症になりやすいので換気設定に注意しよう
- ☑ 小児は片肺挿管になりやすいので注意しよう
- ☑ 小児の年齢に応じた血圧と心拍数の正常値を確認しておこう
- ☑ 小児の点滴に空気が混ざらないように注意しよう

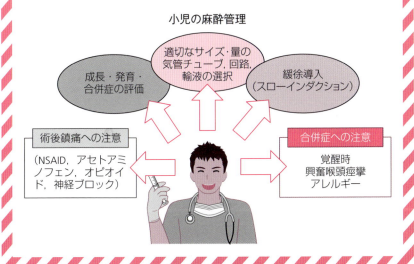

参考文献

1) 川名 信, 蔵谷紀文. エビデンスで読み解く小児麻酔. 東京: 克誠堂出版; 2017.
2) 蔵谷紀文. 小児麻酔ポケットマニュアル〜小児の生理・薬理学的特徴から各科手術の麻酔・管理のポイント. 東京: 羊土社; 2012.

Memo

小児の麻酔について，気付いたことを書き込みましょう

Chapter **05**

小児の麻酔

COLUMN 5
肝機能障害の注意点

　肝機能障害がある患者では，生体の多くの「代謝機能」や「排泄機能」，「耐糖能」が低下します．また，「止血機能も低下する，もしくはしやすい」ことは周術期管理上大きな障害になります．

肝機能障害を有する患者の術前評価
①原疾患（B，C型肝炎，アルコール性肝炎，NASHなど）
②Child-Pugh分類
③肝機能障害によるさまざまな合併症（腹水，肝性脳症，血小板低下，凝固異常，低アルブミン血症）の有無
④食道静脈瘤の有無（食道静脈瘤が有の場合胃管は基本的に禁忌となります）
を把握すべきです．

肝機能障害を有する患者の麻酔の注意点
　凝固異常，血小板異常では，硬膜外麻酔は禁忌になることもあります．さらに，術前の止血機能が正常範囲内でも，大量出血により大きな機能低下が予測される場合，硬膜外麻酔を行わない場合もあります．
　肝代謝の薬の使用量について注意しましょう．肝機能障害患者では，セボフルラン，レミフェンタニルのクリアランスはあまり影響がありません．一方，ロクロニウムやプロポフォールは効果が遷延することが知られています．
　術中出血傾向があれば術者と相談し新鮮凍結血漿（FFP），血小板濃厚液

JCOPY 498-05534

77

（PC）を投与します．肝機能異常により耐糖能異常も発生するので，血糖管理にも注意が必要です．

また，術後鎮痛として手術室で頻用されるアセトアミノフェン注射液も肝代謝なので，肝障害を引き起す可能性があり，禁忌または投与時に注意が必要です．

肝障害の程度を表すChild-Pugh分類

	A（minimal）	B（moderate）	C（advanced）
血清ビリルビン（mg/dL）	＜2.0	2.0〜3.0	＞3.0
血清アルブミン（g/dL）	＞3.5	3.0〜3.5	＜3.0
腹水	ない	制御可能	制御不可
神経症状	なし	軽症	昏睡
栄養	極めて良好	良好	不良

判定：A群1点，B群2点，C群3点として8点以上は手術不可能なこともあります．

麻酔科研修 実況中継！ 第2巻 各科手術の麻酔管理編

Chapter 06
帝王切開術の麻酔

Introduction

帝王切開術において，麻酔科医は全身状態管理だけでなく，さまざまなコミュニケーションを必要とします．また，妊娠は社会的に「病気」とされていませんが，帝王切開術の麻酔管理のリスクは，低くありません．出産にかかわるチームの一員として，責任感をもって上級医とともに挑みましょう．
今日は，レジデントの松上先生と研修医の中山先生が帝王切開の麻酔を学びます．

■ 帝王切開術の基本は脊髄くも膜下麻酔

　　さて，今日は骨盤位に対し，帝王切開術既往のある患者さんの予定帝王切開術があります．松上先生担当をお願いします．中山先生は，今回帝王切開術の麻酔が初めてなので，サポートに回ってください．**帝王切開の麻酔は脊髄くも膜下麻酔で行われるので，患者さんに意識があります．妊婦さんは緊張しているので，特に物音や会話には注意**してね．

わかりました．ところで，何で帝王切開術は脊髄くも膜下麻酔で行われるのが主流なのでしょうか？

いい質問ですね．もし，全身麻酔で帝王切開術を行ったらどうなるかしら？ **いくら胎盤で多くの薬剤がブロックされても，麻酔薬の一部は胎児に移行**するわ．そうすると，娩出されたときに，ベビーは自発呼吸が消失しているわ．いわゆる **sleeping baby で分娩され，しばらく新生児科の先生がバッグバルブマスクなどを用いて補助換気をしないといけない**のよ．後，お母さんにも全身麻酔薬が残るから，授乳開始が遅れることもあるわ．脊髄くも膜下麻酔で行った場合，どうなるのかしら？

妊婦さんの脊髄にだけ麻酔薬が届くので，血中濃度は非常に低くなると思います．

そうね，**麻酔薬が届かないからベビーは自発呼吸下で啼泣しながらで生まれてくる**し，授乳も可能となる．何よりも母体に対する負担も少ないわ．**脊髄くも膜下麻酔は後陣痛の痛みを取ってあげるために，T4 すなわち乳頭くらいまでの感覚消失が必要**だと思うわ．だから，妊娠中の虫垂炎に対し手術を行う場合も，基本的に脊髄くも膜下麻酔で行われるわ．

確か，教科書では，**小指がしびれたら C 領域，頸髄領域に麻酔薬が到達しているので呼吸・循環抑制の危険**ということでしたよね．気をつけないと……

■ 児娩出までは血圧維持を意識しよう

では脊髄くも膜下麻酔の準備をします．病棟で点滴 1 本は確保しているのが普通だから，代用血漿を接続した点滴を作成しておきます．後は，**血圧が，胎児の酸素化に直接影響する**ということですので，血圧維持のためβ刺激薬であるエフェドリ

Chapter 06

帝王切開術の麻酔

ンとα刺激薬であるフェニレフリンを用意します．

この2剤の違いはわかるかしら．

はい，**エフェドリンはβ刺激で心臓の動きを助けて血圧を上昇させます**．わずかに末梢血管を収縮させるので，α作用もあるといわれています．**対照的にフェニレフリンはα作用だけなので末梢血管を収縮させて血圧を上げます**．投与後に，反射性徐脈になることもあります．

よく勉強しているわ．血圧を維持することがベビーへの酸素化された血液供給を決めるので，妊婦さんの血圧を下げないことが基本だわ．そして，脂肪塞栓や血栓予防のために多めの輸液や昇圧剤が必要となるわ．

だから，点滴2本確保しておくこともあるのですね．

病棟からの点滴は漏れている可能性もあるので，より確実な点滴としてもう1本という姿勢が大切よ．**代用血漿を主体として投与することで，血管内容量を維持する**ことができるわ．**血圧は，妊娠高血圧症候群の場合は少し高めに維持する**ことが大切よね．

これも児の酸素化の観点からですか？

そうよ，児と母親の両方にやさしい麻酔をすることが大切なの．

成書にはベビー娩出前と娩出後で麻酔管理の方針が変わるとありました．

そうね，**娩出前はきちんと麻酔を効かせて，血圧を下げないようにすることが一番大切**よ．後は，娩出の際にお腹を押すの

で励ましてあげることよ．術野からも声掛けしてくれるけど私たちもサポートしようね．

わかりました．

■ 児娩出後も出血コントロールを意識しよう 表6-1

児娩出後に意識することは何ですか？

児娩出後は，やはり出血コントロールが一番大切になるわ．どんな症例でも弛緩出血や癒着胎盤のリスクはあるからね．

なるほど，では何に気をつけるべきでしょうか？

やはり，術野の止血状態や子宮収縮状態をきちんと術者と情報共有して把握することかしら．**オキシトシン投与しても収縮が悪く大量出血になりそうなら全身麻酔に切り替える**ことも大切だわ．**子宮収縮への影響の観点からNSAIDを避ける施設が多いわ．**

既にベビーは娩出されているので全身麻酔でも安全ということですね．

そうよ，大量出血や大量輸液・輸血の状態で意識があることは苦しいことだからね．ちゃんと患者さんに説明してから，全身麻酔に切り替えることもあるわ．

なるほど……

脊髄くも膜下麻酔だけで閉腹まで完遂できればいいけれどね．既に赤ちゃんは生まれているなら，止血が難しいときなどは，お母さんを全身麻酔に移行するわ．フルストマックとして

Chapter 06

帝王切開術の麻酔

表6-1 ●児娩出後の麻酔管理

- 母児面会は重要なイベントなので注意
- 児は小児科，母体管理は麻酔科・産科が集中
- 血管内容量多めでさまざまな脂肪・羊水塞栓を予防
- 児娩出後の妊婦は成人症例として対応
- 出血はバイタルサインと術野で把握
- 子宮収縮は産科医と麻酔科医で情報共有
- 妊婦は浮腫で困難気道のことが多い
- 全身麻酔の際はフルストマックと考えて輪状軟骨圧迫を行う

扱うことがほとんどなので，**輪状軟骨を圧迫して嘔吐を予防する迅速導入**で行うわ．

なるほど，術野の様子をきちんとみます．

分娩は常に大量出血のリスクがあるからね．何の異常がない人でも分娩後弛緩出血とかも起こる可能性があるのよ．産科危機的出血ガイドラインも勉強しておいてね．

■ 帝王切開術は患者さんが覚醒しているので的確なコミュニケーションを

あとは，帝王切開術を受ける年代の患者さんは若いので，しっかりと脊髄くも膜下麻酔をしないといけないわ．年齢や身長，体重，状態にもよるけれど，**ブピバカインにフェンタニルやモルヒネを混ぜることがある**わ．このオピオイド混注は基本的に指導医が行うわ．もし量を間違えたら呼吸停止など大変な合併症が出るわ．

わかりました．他に帝王切開術で気をつけることは何でしょうか．

患者さんの意識があることよ．患者さんの意識があるから，不安を与えるような発言はダメよ．例え，ピンチがあっても励

まして，最善を尽くすことかしら．そして，ベビーが娩出されたときは，「おめでとうございます」と言って，一緒に喜んであげてね．**両手は固定されていて涙をふき取りにくいから，私たちか看護師さんが拭き取ってあげて**ね．

わかりました．注意します．他に注意することは何でしょうか？

新生児蘇生という概念があるように，人間は生まれてくる時が一番リスクが高いのよ．なので，新生児科の先生たちが頑張って新生児の救命を行っている場合もあります．でも，私たちは母体の止血とバイタルサイン管理に集中することが大切よ．

患者さんは嘔気とかめまいとか，いろいろな症状をおっしゃるようにも感じます．

そうね，腹部圧迫など，色々なことがあるからね．でも，症状評価の際は血圧が維持されていることをまずは確認してね．**血圧が低いとめまいや嘔気が発生してしまう**からね．それから薬剤投与だけでなく，症状を聞いてあげて共感するだけも症状が和らげることはできるわ．帝王切開術は胸から下が動かなくてずっと天井を見つめているような状態よ．**私たち医療者にとっては日常でも，患者さんにとっては非日常**なのよ．

先生，聞いていて涙が出ていました．バイタルサイン維持しながら，患者さんの気持ちまで配慮するなんて……でも，大切なことですよね．

■ 帝王切開術の安全のために外科医・看護師とともに注意すること 図6-1，図6-2

帝王切開術の麻酔管理で大切なことは何でしょうか？

Chapter 06

帝王切開術の麻酔

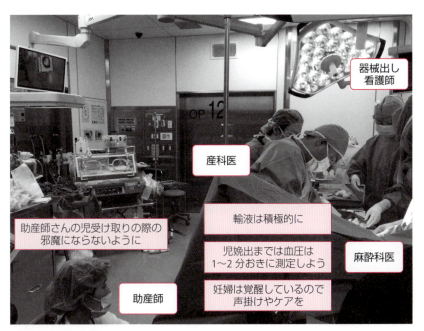

図6-1 ● 帝王切開時の注意点

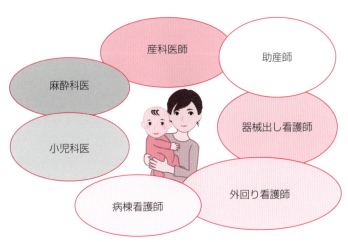

図6-2 ● 緊急帝王切開は救急チーム医療

そうですね，やはり，緊急帝王切開術では非常に妊婦さんは緊張しているので，適切な説明と声掛けが必要だと思います．おそらく，手術室の環境もお腹の赤ちゃんのことも心配で入室されてくると思うので……

　そうね，時間の関係で術前説明の時間が限定されていても，丁寧に説明することは麻酔をしながらでも可能よ．触っている感覚はあっても痛みはないこと，娩出時にお腹を押されて気持ち悪い可能性があること，分娩後，操作していないみぞおちの辺りが痛くなるけどこれは後陣痛であることなどいろいろあるわ．

　そうですね，後は新生児科や助産師さんと協調しないといけないですね．

　そうよ，術野から助産師さん・新生児科への児の受け渡しは迅速かつ確実に行わないといけないよ．また，**母親の状態が悪い時は児の状態も悪いことが多い**ので，**産科と麻酔科は母体集中，新生児科・助産師さんは新生児集中**よ．何度も言うけど，この原則を忘れてはいけないわ．

　お互いを信じて，それぞれの持ち場で最善を尽くすということですね．

■ 手術室における産科関連の麻酔

　手術室における産科関連の麻酔は，表6-2 に示すように人工妊娠中絶術，卵巣嚢腫や虫垂炎，頸管縫縮術，帝王切開，分娩後持続出血に対する子宮全摘術とさまざまです．麻酔方法の選択基準は，児への麻酔薬の移行を考慮するかどうかです．帝王切開術や頸管縫縮術は，児への麻酔薬の影響を最小限にするために，脊髄くも膜下麻酔で行われます．逆に，分娩後持続出血などの症例では児への影響を考慮する必要がないため，全身

Chapter **06**

帝王切開術の麻酔

表6-2 ● 手術室における産科関連の麻酔

①人工妊娠中絶，子宮内容掻爬術⇒全身麻酔
②妊娠中や卵巣嚢腫，虫垂炎⇒脊髄くも膜下麻酔
　（まれに全身麻酔）
③頸管縫縮術⇒脊髄くも膜下麻酔
④帝王切開⇒基本は脊髄くも膜下麻酔，まれに全身麻酔
⑤分娩後出血に対する子宮全摘術など⇒全身麻酔

麻酔で行われます．それぞれの状況で，適切な麻酔方法を計画することが大切です．

帝王切開の術前評価・術前説明

　通常は脊髄くも膜下麻酔で行いますが，凝固機能異常，抗凝固薬投与，脊髄手術後などの禁忌はないかを確認しましょう

- **妊娠・出産回数**
- **妊娠週数**
- **推定児体重**
- **非妊時からの体重増加量**
- **妊娠中のイベント（妊娠高血圧症候群，妊娠糖尿病の合併）**

などを評価します．緊急手術の場合でもできる限り，評価します．

　妊婦への説明として，「**児と母体の安全のために脊髄くも膜下麻酔で行うが，児娩出後は止血状態などで全身麻酔に移行する可能性がある**」ことを説明し，同意を得る方がいいでしょう．

　術後鎮痛は施設により脊髄くも膜下麻酔単独（フェンタニルやモルヒネ併用），硬膜外麻酔併用脊髄くも膜下麻酔，腹横筋膜面ブロックや腰方形筋ブロック併用脊髄くも膜下麻酔などさまざまです 表6-3 ．常位胎盤早期剥離などの超緊急手術で凝固機能が評価できていない場合は全身麻酔で行うことが多くなります．

JCOPY 498-05534

87

表6-3 ● 脊髄くも膜下麻酔による帝王切開の麻酔管理方針の1例
（北大阪医科大学の場合）

- 0.5％高比重ブピバカイン2～2.4mLに，脂溶性の高いフェンタニル10μgを混ぜると即効性が期待でき，水溶性の高いモルヒネ0.15mgにより術後鎮痛を期待できる
- 点滴は基本的に2本作成する
- 1本は代用血漿，もう1本は晶質液（co-loading）で点滴を行う
- 昇圧はエフェドリンとフェニレフリン両方を使い分ける
- 脊髄くも膜下麻酔はT4を目指す
（まだら効き，左右差を減らす）
- 妊婦さんには後陣痛と手術操作の感覚があることを説明しよう
- 子宮血圧維持のため，母体血圧は80mmHgを保つ（妊娠高血圧の人はより高めに）
- 血圧は1分計測，最低でも2分ごとに計測しよう
- 常に妊婦に話しかけ不安を減らそう
- 血管内volume多めにしておくとさまざまな塞栓を防げる
- 児娩出後も胎盤摘出と収縮確認まで気を抜かない
- 出血はショックインデックスと術野をみて評価する
- 児娩出までは血圧維持，娩出後は出血コントロールに注意する
- 分娩後異常発生の際はただちに全身麻酔に移行する
- 中途半端な鎮静ほど危険なものはない（嘔吐，血圧低下，呼吸抑制など）

帝王切開の脊髄くも膜下麻酔で準備するもの

- エフェドリン 1A（生食 9mL＋1A）もしくはフェニレフリン 1A（生食 19mL＋1A）
- フェニレフリンは，1mg，5mg と2種類あり要注意
- 高比重ブピバカイン 1A（清潔野で用意するので開けない）
- 代用血漿 2～3本
- フェンタニル，モルヒネ（脊髄くも膜下麻酔に混注する場合）
- オキシトシン 2～3A
- 鎮静薬（症例ごとの判断になることが多いです）

帝王切開の麻酔管理の流れ（脊髄くも膜下麻酔主体の場合）

①患者入室

②モニター装着

③静脈路確保（20G or 18G）胎児娩出後，予期せぬ出血に遭

Chapter 06

帝王切開術の麻酔

遇する可能性もあるため，なるべく太めのルートを確保します〔静脈路確保後，脊髄くも膜下麻酔による低血圧予防のため代用血漿（サリンヘス，ヘスパンダー，ボルベンなど）に点滴を変更することがあります〕．既往帝王切開や前置胎盤など出血が予測される症例は，静脈路を2本確保する場合もあります．2本確保して1本から晶質液，もう1本から膠質液を投与する方法をco-loadingといいます．

④患者の体位を右側臥位にし，脊髄くも膜下麻酔・（硬膜外麻酔）を施行．

⑤施行後，点滴速度を上げる．脊髄くも膜下麻酔の影響で低血圧になることがあるので，児娩出まで血圧測定の間隔を最低でも2分おきにします（1分おきを推奨する成書もあります）．（**高度血圧低下があった場合，嘔気を訴える**ことがあります）

⑥仰臥位に戻り，患者の腹部を左方移動（右腰に枕を挿入）させることもあります（**子宮による下大静脈圧迫による低血圧を防ぐ**ため）

⑦氷などを用いて，Cold Test で麻酔域のレベルチェックを行います．

⑧手術開始

⑨胎児娩出後，オキシトシンの投与開始（胎児娩出前に間違って投与しないように，オキシトシンは前もって用意しておかない方がいいかもしれません）．胎児・胎盤娩出の時間も麻酔記録に記載します．

⑩予期せぬ出血も起こりうるため，しっかり術野を観察し，**胎盤娩出後は子宮収縮を術者に確認しつつ，オキシトシン投与**を行います．

⑪児の状態が落ち着けば，ファーストタッチという母児面会が行われます．（母児面会は母乳不良を予防し，虐待を減らすエビデンスがあります．**涙が出ていても，両手は固定されているので，ガーゼなどで拭いてあげましょう**．）出産後に児を母親の胸の上に置き，スキンシップを取るカンガルーケアを行う場合もありますが，手術は続いているので注意が必要です．

⑫閉創．出血のコントロールがついていれば，時間に余裕ができるので硬膜外持続鎮痛を開始します．閉創時，疼痛・嘔気を訴えることがしばしばあるので，患者とコミュニケーションをとり，適切な処置をしましょう．また症例によっては，**ミダゾラム・プロポフォールなどによる鎮静を行うことがあるため，その際は血圧低下・呼吸抑制**には注意します．

⑬退室．退室時，再度麻酔域のレベルチェックを行います．

Chapter 06
帝王切開術の麻酔

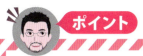 ポイント

- ☑ 患者入室前に他の症例同様，患者の術前評価をしっかりしておこう（患者の全身状態は？ 胎児の状態は？ なぜ帝王切開になったのか？ 出血のリスクは？ 硬膜外麻酔や，脊髄くも膜下麻酔の禁忌ではないか？ など）
- ☑ 妊婦の非妊婦と異なる生理的変化も理解しておこう
- ☑ 児の酸素化は母体血圧に依存するので血圧維持を行おう
- ☑ 血圧は輸液負荷やエフェドリンやフェニレフリン投与で積極的に維持しよう
- ☑ 児娩出後は子宮収縮や止血状態に注意しよう
- ☑ 患者さんの意識があるので，コミュニケーションを取りながら，麻酔管理を行おう

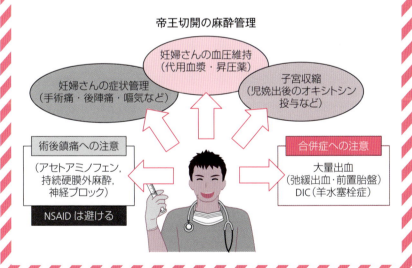

帝王切開の麻酔管理

参考文献

1) 角倉弘行. 産科麻酔ポケットマニュアル～帝王切開（予定・緊急）, 産科救急, 無痛分娩, 合併症妊婦などの麻酔管理の基本とコツ. 東京: 羊土社; 2016.
2) 駒澤伸泰. 多職種・多施設合同で行う産科周術期危機管理セミナーの意義. 麻酔. 2016; 65: 201-6.

Memo 帝王切開術の麻酔について, 気が付いたことを書き込みましょう

Chapter **06**

帝王切開術の麻酔

COLUMN 6
ステロイド長期使用患者の注意点

　クッシング症候群，関節リウマチ，全身性エリテマトーデス，潰瘍性大腸炎などに対するステロイド長期使用患者は，「二次性副腎皮質機能低下症」になっています．すなわち，コルチコステロイドを生体内で産生できないために，内服などの外部補充に依存している状態といえます．

　周術期には，**術中および術後にステロイドを補充し，手術ストレスに対する防護が必要であり，これを「ステロイドカバー」**といいます．

　ステロイド長期服用患者さんを担当する場合，術前診察で，「原因疾患」，「ステロイド内服の用量」，「内服期間」を確認しましょう．手術当日の朝のステロイドは，通常量もしくは多めに内服してもらいます．術中ステロイドカバーについて，主治医や麻酔科上級医にタイミングや量を確認しましょう．

　また，ステロイド長期服用患者では，

①気道管理評価（開口・後屈困難など）

②耐糖能異常（ステロイド糖尿病）の評価

が特に重要です．

　そして，

③**ステロイド長期服用患者は，末梢血管が非常に脆くなっていることが多いために点滴確保が難しい**ことを意識しましょう．さらに，**術中の点滴も漏れやすい**ので継続的に点滴刺入部をチェックしましょう．

④ステロイド内服による免疫力低下を意識して，できるだけ清潔操作を心掛けます．

　これらの知識に基づいた術前評価と術中対応が，さまざまな合併症から患者さんを守ってくれます．

JCOPY 498-05534

麻酔科研修 実況中継! 第2巻 各科手術の麻酔管理編

Chapter 07
呼吸器外科の麻酔

Introduction

胸部外科に分類される呼吸器外科手術は，肺と心臓や大血管が近接しているため，リスクが高くなります．麻酔管理も，側臥位，分離肺換気などとさまざまな技術が必要です．気管挿管を例としても，分離肺換気用二腔チューブの使用は複雑です．
今日は，藤田先生が，黒澤先生の指導下で呼吸器外科症例に挑みます．

　えーっと，この準備はこれでいいな．あっ黒澤先生おはようございます．

　おはよう，藤田先生，今日は開胸右上葉切除術だけど，ずいぶん早くから準備しているね．いい姿勢です．第1巻とは大きな違いです．

　はい，僕は将来呼吸器外科に進もうと考えています．だから，できるだけ麻酔管理もきちんと勉強したいのです．呼吸器外科の麻酔は一番大変だって聞きました　表7-1．

Chapter 07

呼吸器外科の麻酔

表7-1 ● 呼吸器外科の術中トラブル

- **気管チューブが位置異常で鑑別すべき原因**
  ①バッキング
  ②術操作
  ③重力による気管チューブ位置移動（抜け）
  ④首の位置による気管チューブの位置移動
- **換気肺の酸素化トラブルでまず鑑別すべき原因**
  ①気胸
  ②喀痰による末梢気道閉塞
  ③低酸素性肺血管収縮確立までの低酸素
- **肺動脈損傷などの大血管損傷**
  →心臓外科が応援に来るまで血圧維持を試みる．出血により麻酔薬濃度も低下するため筋弛緩薬を多めに投与．
- **横隔膜はもっとも筋弛緩剤に抵抗性**
  →深めの筋弛緩と深めの麻酔！

素晴らしい，呼吸器の手術は，気道確保，呼吸管理，循環管理，鎮痛管理の全てが要求される複雑な麻酔管理なのだよ．逆に言えば，非常にやりがいはあるよ．

はい，頑張ります．

■ 分離肺換気用二腔チューブの意義

まず，呼吸器外科の**肺切除術は血管だけでなく，肺と気管支を切除**しないといけないので，換気を術側でない肺のみで行わないといけない．そこで，**図7-1** のような分離肺換気用二腔チューブを使用する必要があるよ．写真にある通り，**分離肺換気用二腔チューブは非常に太くて長い**ので，まず基本的な気管挿管に熟練しておかないといけないね．通常は，左肺用を用いるよ．

大きいですね．でもこの青色の方を左気管支に進めるのですね．

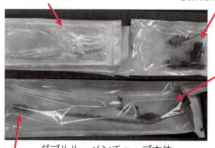

専用の吸引管

③接続部を組み立て置いておく

ダブルルーメンチューブ本体

①カフチェック
　青カフ，白カフ各々チェックする
②ゼリー塗布

図7-1 ● 分離肺換気用二腔チューブ

　　そうだね，片方の先端を左気管支に入れることで，片肺換気が可能になるのだよ．ただ，きちんとした位置にチューブ先端を誘導しなくてはならない．これは**気管支ファイバースコープを用いて気管チューブの進入を行うことが安全**だと思う．

　　盲目的に入れると，どこに先端があるのかわからなくなるからですね．腫瘍が気管支に飛び出してきているものに当たったら，出血してしまいますね．

　　盲目的に挿入すると左，右を間違えることもあるからね．だから，北大阪医科大学では，**必ず気管から気管支ファイバースコープ 図7-2 で確認しながら，青カフ先端を左気管支に進めている**よ．

Chapter 07

呼吸器外科の麻酔

②オリーブオイル
をガーゼに染み込
ませ，ファイバー
を軽く拭く

①先端ライトの点灯を確認

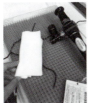
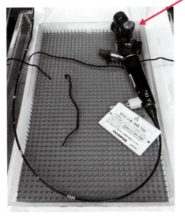
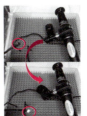

③操作するときは，手袋を必ず装着
④見たい物を真ん中へ

図7-2 ● 気管支ファイバースコープの使い方

気管支ファイバースコープ
①先端ライトの点灯確認
②オリーブオイルでファイバーを潤滑させる
③操作するときは，手袋を必ず装着
④見たい視野が真ん中になるように意識する

低酸素性肺血管収縮の意義と人工呼吸

ところで，片方の肺だけで人工呼吸は可能なのでしょうか？

基本的には，よほど肺の悪い人でない限り可能だよ．**低酸素性肺血管収縮という生理機能があり，術側肺を脱気させると，脱気肺の血流が低下して相対的に換気肺の血流が増す**のだよ．そうして，分離肺換気は何とかなることが多いね．**片肺換気開始後15～30分で一時的に酸素化が低下してその後戻ることが多いね．**

なるほど，あとは，**無気肺を発生させないように持続呼気陽圧（PEEP）をかける**ことと，**換気設定で気道内圧を異常高値にしない**ことが重要と教科書にありました．

そうだね，気道内圧が高すぎると，それだけで圧損傷といって肺に負担がかかるからね．

■ 側臥位と呼吸器外科急変管理

呼吸器外科は側臥位で手術ですが，どんな問題がありますか？

やはり**側臥位にするだけで分離肺換気用二腔チューブの位置異常が発生する**ことにまず注意しないといけないよね．だから，**側臥位に体位変換したら，気管支ファイバースコープで位置を再確認して再調整**しないといけないね．後は，**頸の重さで腕神経叢が過伸展され，障害も発生することがある**ので，負担のない体位を外科医や看護師さんとともに確認することが大切だよ．

体位大切ですよね．

その他，肺と心臓は肺動脈，肺静脈でつながっているからね．バッキングなどが起こってしまうと血管損傷の可能性が非常に高くなる．なので，麻酔，特に筋弛緩はしっかり投与しておく必要があるよ，何しろ**横隔膜は非常に筋弛緩が効きにくい**からね．

血管損傷の場合どうするのでしょうか？

肺動脈損傷が多いのだけど，ひたすら術者と連携しながら血圧維持だね．場所によってはクランプして対応できるけど，人

Chapter 07

呼吸器外科の麻酔

工心肺を用いて心臓血管外科の応援を得ながら救命しないといけないこともある．

やはり呼吸器外科は胸部外科ですね．

あと縦隔腫瘍症例 表7-2 は上大静脈を損傷してしまうこともある．その場合，上肢の静脈から薬剤を投与しても，心臓に届かなくなることもあるので，**縦隔腫瘍の場合は下大静脈へつながる下肢からライン確保**することが大切だね．

なるほど，薬剤が心臓へ届かなければ，大変なことになりますね．

そうだよ．後は，**前縦隔腫瘍の場合，全身麻酔導入後に気管を圧排して換気不能に陥ることもある**ね．循環だけでなく気道管理にも注意が必要で，術前評価が非常に重要になるよ．

縦隔腫瘍のときは，CTや患者さんの症状を確認して慎重に行います．

後，胸腔鏡で行う場合や肋間アプローチだけど，胸骨正中切開で行う場合もあるね．COPDを合併している場合，肺の脱気に時間がかかるから，肺損傷しないように十分な脱気時間を取るようにしてね．

表7-2 ● 縦隔腫瘍の麻酔

- 縦隔腫瘍では必ず術前にCTで位置と身体症状を確認
- 気管圧迫で呼吸困難，上大静脈（SVC）圧迫でSVC症候群をきたす
- 安易な全身麻酔導入で換気不能となる可能性（特に小児）
- 無名静脈やSVC圧迫，切離の可能性があるため，下肢からの薬剤投与ルートを確保
- 胸骨正中切開時にCOPDあれば脱気に時間が必要

呼吸器外科の術後鎮痛と抜管 表7-3

呼吸器外科は，術後鎮痛がとても重要だと聞きました．

そうだね，開胸症例で術後痛が強いと痛くて咳もできない．そうすると，無気肺や肺炎のリスクが増えるよね．かといって，**硬膜外鎮痛が効きすぎると血圧低下やしびれが出る**こともあるので，調整が難しい．**肋間神経ブロックや持続静脈フェンタニル投与などの術後鎮痛方法も存在するため，術者と相談して適切な鎮痛方法を選択する**ことが大切だよ 表7-4 ．

なるほど，鎮痛が患者さんの予後をきめることもあるということですね．後は抜管も注意ですよね．

そうだね，抜管時にあまりバッキングさせると，気管支断端や肺断端が開いたりして非常に危険だね．あと，肺癌の原因の多くは喫煙だよね．喫煙により肺がCOPD状態になっている

表7-3 ● 呼吸器外科の抜管

- 必ず仰臥位で気管支ファイバースコープを用いて喀痰除去
- 抜管前は，
  ①無気肺解除，②酸素化維持，③気道保護回復，
  を確認する
  ①無気肺は，リクルートメント手技で対応
  ②酸素化は，喀痰除去，自発呼吸の回復下で再評価
  ③気道保護は咳嗽反射，嚥下反射の回復を目安に
- 水分バランスは術後半はできるだけ制限
- 換気量はドレーンのリークも注意

表7-4 ● 呼吸器外科と術後鎮痛

- 開胸症例には，胸部硬膜外麻酔が有効
- 胸腔鏡手術症例には，肋間神経ブロックも有効
- 体性痛に対しNSAIDやアセトアミノフェンなども有効
  →術後に痛みが制御でき，「深呼吸」と，「咳」ができることが
    無気肺や感染を防ぐ

Chapter 07

呼吸器外科の麻酔

ことが多いので，抜管時の咳で気道内圧が上昇しすぎて，気胸が発生することもあるよ．

術中に喀痰が多い場合は抜管が心配です．

やはり盲目的に吸引するのではなくて，気管支断端などを意識して，気管支ファイバースコープで目視しながら，喀痰除去を行うことがいいと思うよ．肺を切除した場合，それだけ酸素化と換気が不利になるので，できることは何でもしておこう．

大変そうだけど，やりがいがありそうです．頑張ります．

■ 呼吸器外科手術の安全のために外科医・看護師とともに注意すること

呼吸器外科の麻酔管理は大変だと思うけど，特に何を注意すべきと思うかな？

やはり，まずは深い麻酔深度を保つことが大切です．術者にも麻酔科医にも，**肺動脈処理の時には細心の注意が必要**だと思います．また，下葉切除の際に，横隔膜がバッキングすれば非常に危険だと思います．

そうだね，最良の手術環境を提供することが大切だね．そういう観点からいうと，きちんと手術側の肺が脱気できるように，安定した分離肺換気を行うことが何よりも大切だね．

後は，できる限り愛護的に覚醒し，抜管させることが大切だと思います．

そうだね，いかに気道内圧を上げずに覚醒と抜管を行うか，が非常に大切だよね．気胸の手術の際に，バッキングを過剰に繰り返して新たな気胸を作る，なんてことは絶対に防がないと

いけないね．

 術野をしっかりと観察してベストを尽くします．

■ 低酸素性肺血管収縮
  (hypoxic pulmonary vasoconstriction: HPV)

HPVとは，**肺胞気の酸素分圧（PaO$_2$）が低下した際に，肺胞に隣接する細動脈の血管平滑筋が収縮する現象**，です．言い換えれば，**ガス交換の効率の悪い（換気血流比の低い）肺胞への血流を低下させることで，肺内シャントを減少させ，低酸素血症の増悪を抑えようとする生理的な反応**です．**分離肺換気開始後，HPVは30〜60分程度で完成する**ことを理解しましょう．

HPVは，揮発性麻酔薬を含め術中使用される薬剤やさまざまな要因により影響を受けます．**静脈麻酔薬（プロポフォール，チオペンタールなど）はHPVに影響しませんが，揮発性麻酔薬（セボフルランなど）はHPVを抑制する**とされています．

■ 分離肺換気用二腔チューブ（ダブルルーメンチューブ，double lumen tube: DLT）

DLTは，分離肺換気をするための特殊な気管チューブです．DLTは左用と右用の2種類があります．使用するDLTのほとんどは左用です（右主気管支の長さは左主気管支の長さよりも短く右用のDLTは適正域が狭いため）．右用は，主に左肺全摘術や左気管支を処理する際に用いられます．

男性で通常使用されるサイズ：39Fr，37Fr，35Fr
女性で通常使用されるサイズ：37Fr，35Fr，32Fr

Chapter 07

呼吸器外科の麻酔

◇準備

　①カフチェック

　②オリーブオイルやゼリー塗布による潤滑化

　③接合部の組み立て

　④サクションポートを閉める

呼吸器外科の術前診察と術前説明

①術式の確認

　術前の麻酔申し込みの時点で，手術部位が**右か左かに加えて，部分切除，区域切除，肺葉切除，肺全摘などの術式を確認**します．また，画像所見や術者からの情報で，**手術が気管，左右気管支に及ぶかを確認**する必要があります．また手術が，胸腔鏡（video-assisted thoracic surgery，以下 VATS），後側開胸，胸骨正中切開（胸腺腫）のどの方法で予定されているかも確認しましょう．

②画像情報

　気管や気管支偏位や狭窄の有無，炎症（肺炎や肺膿瘍，真菌感染症）の有無などの情報を得ておきましょう．

③術前検査

　肺機能検査（スパイログラム），動脈血ガス所見を特に評価しましょう．COPD 症例にチオトロピウムなどの術前治療を行っている場合は，気管支拡張薬の効果（肺機能の改善度）も評価しましょう．

　術前説明は，**通常の全身麻酔に加えて，術後鎮痛の戦略や，大量出血や侵襲が大きい場合は気管挿管で人工呼吸下に集中治療入室などが必要になる可能性**があることを説明しておきましょう．さらに，DLT は通常の気管チューブより太くて長い

ため，嗄声や咽頭痛の発生率が高いことも説明しておきましょう．

分離肺換気

分離肺換気とは，左右の肺を別々に換気する方法のことです．**肺外科手術だけでなく，胸部大動脈瘤人工血管置換術，食道癌手術**に用いられます．

酸素化を維持する方法として下記が考えられます

①**全静脈麻酔（total intravenous anesthesia: TIVA）での施行**

②**術側への持続的気道内陽圧**

③**術側への高頻度ジェット換気**

④**吸気時間を相対的に長くとる（通常は吸気：呼気が1：2だが，それを1：1，1.5：1，2：1とする．）**

また，適切なPEEPを付与して，無気肺を予防することが大切です．

呼吸器外科の全身麻酔の流れ

①**入室**

1）モニター装着（room air での SpO_2 を把握しましょう）

2）静脈ライン確保

②**硬膜外麻酔**

開胸症例で禁忌がなければ施行します．第1巻硬膜外麻酔を参照してください．

③**麻酔導入**

1）前酸素化

2）鎮静薬を投与し，換気確立後，筋弛緩薬を投与

Chapter 07

呼吸器外科の麻酔

3）喉頭展開

4）気管挿管

DLT は通常のチューブよりも，太くて長いため，気管・気管支の損傷を起こす可能性があります．無理な力を加えないように注意しましょう．

5）気管チューブの位置決め

挿管後，25 〜 26cm で一度停止し，白カフを膨らませて，用手換気して左右の聴診を行います．最終的な DLT の位置は気管支ファイバースコープで調整します．

6）動脈圧ラインを確保

側臥位時に，下側になる側の橈骨動脈に留置することが多いです．

7）胃管を留置

④ 手術開始まで

1）血液ガスデータ分析

両肺での血液ガスデータ分析を行います．

2）体位変換

体位変換時は DLT の接続を外します．

3）DLT の位置を再確認

体位変換後，側臥位にすることで DLT の位置移動が起こる（ずれる）ことが多くなります．気管支ファイバースコープと聴診で DLT の位置を再確認しましょう（頸部が相対的に伸展し，抜けていることが多いです）．頸の前屈・後屈でも位置移動が起こる可能性があります．

また，**腕神経叢損傷を避けるために頭と体幹のバランスを**意識しましょう．

4）分離肺換気開始 図7-3 ， 図7-4 ， 図7-5

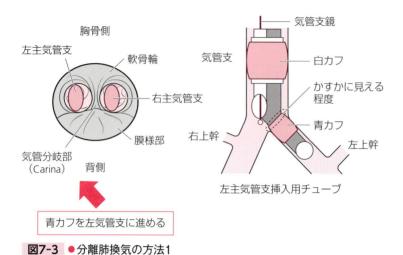

図7-3 ● 分離肺換気の方法1

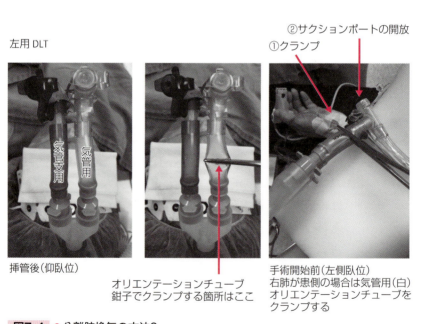

図7-4 ● 分離肺換気の方法2

Chapter 07

呼吸器外科の麻酔

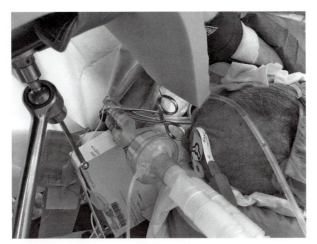

図7-5 ● 側臥位での分離肺換気用二腔チューブ位置異常に注意

❶術側肺の換気を遮断

　患側が右肺の場合：気管用（白）オリエンテーションチューブをクランプ

　患側が左肺の場合：気管支用（青）オリエンテーションチューブをクランプ

❷サクションポートを開放

　抜気できるように，クランプ側のサクションポートを開けます．これで，手術側の肺が脱気されます．

⑤ **手術中**

1）麻酔維持

　開胸手術なら，空気 – 酸素 – セボフルラン＋硬膜外麻酔，あるいはTIVA＋硬膜外麻酔で維持します．横隔膜のバッキングを防ぐために，深い筋弛緩が必要なこともあります 図7-6 ．

2）酸素化の目標値

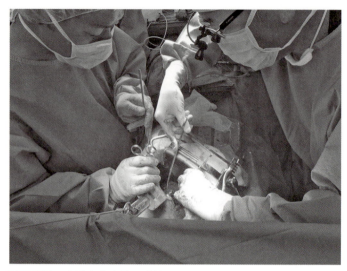

図7-6 ●心臓や大血管に隣接する呼吸器外科手術は十分に深い麻酔を

間質性肺炎は，高濃度酸素で肺障害が増悪するので，できる限り低い酸素濃度を維持します．

3）輸液量

術後肺水腫の合併症を防ぐため，やや少なめに管理した方がいいかもしれません．

4）術中の気管チューブトラブルに注意

最も多いのが DLT の位置異常です．原因はバッキングや術操作，重力によるチューブの抜け，首の位置変化によるチューブの抜けなどが考えられます．換気肺のトラブルは気胸，喀痰による気道内圧変化，低酸素などがあります．気道内圧の急な変化が DLT トラブルを疑うきっかけになります．

肺動脈損傷などの大血管損傷を疑った場合は，迅速に上級医に連絡し，術者と連携して救命に当たりましょう．

Chapter 07

呼吸器外科の麻酔

5）リークテスト

標本摘出後，術野を生食で洗浄し蒸留水によるリークテストを行います.

両肺換気にした後，APL 弁を閉めながら主治医が指示する気道内圧まで加圧します．肺のリークと気管支断端のリーク評価を行いますが，一般的に最大 25cmH$_2$O 程度までの加圧にします.

⑥抜管

1）喀痰除去

仰臥位に戻った後，気管支ファイバースコープもしくは吸引チューブで愛護的に吸引を行います.

2）無気肺の解除

抜管前のリクルートメント手技や自発呼吸で対応します．**酸素化の維持や，気道保護（咳嗽反射，嚥下反射）の回復**も意識しましょう.

3）自発呼吸の回復

4）スガマデクス投与による筋弛緩拮抗

できるだけバッキングさせないように抜管します．施設によっては，バッキングによる気道内圧上昇を考慮して，抜管してからスガマデクスを投与して筋弛緩を拮抗することもあります.

ポイント

- ☑ 術前に腫瘍の位置や予定術式を確認することが，安全な麻酔管理に役立つ
- ☑ 分離肺換気用二腔チューブはできるだけ愛護的に扱おう
- ☑ 低酸素性肺血管収縮を理解しよう
- ☑ 分離肺換気施行時は，換気量や換気圧に常に注意しよう
- ☑ 術野をしっかり観察して術者と協働し，危機に対応しよう
- ☑ 縦隔腫瘍手術時は，下肢からの静脈確保を考慮しよう
- ☑ できる限り肺保護を意識して，優しい呼吸管理を心掛けよう

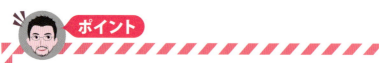

参考文献

1）佐多竹良．肺外科手術の麻酔～ダブルルーメンチューブ，気管支ブロッカーによる一側肺換気の基本とコツ．東京：羊土社；2013.
2）駒澤伸泰，花岡伸治，中山　舞，他．多診療科・多職種・多施設合同で行う呼吸器外科周術期危機管理セミナーの意義．麻酔．2017; 66: 463-9.

Memo　呼吸器外科の麻酔について，気付いたことを書き込みましょう

COLUMN 7

呼吸器疾患をもつ患者の注意点

呼吸器疾患を有する患者さんでは，術中の酸素化や換気だけでなく，術後合併症にも注意が必要です．ここでは，簡単に「呼吸器疾患を有する患者の術前評価」，「人工呼吸管理の注意点」，「喘息患者の周術期管理」の注意点を記します．

▶呼吸器疾患を有する患者の術前評価

①呼吸機能検査（スパイログラム）

肺活量低下では「間質性肺炎」，「肺線維症」，「肺手術既往」，「肺結核既往」を疑います．

一秒率の低下では「喫煙者」，「肺気腫」，「喘息」を疑います．

②理学・問診所見

Hugh-Jones分類などの日常生活動作，喀痰量，咳の有無，術前酸素投与の有無．

③胸部X線

肺野異常影，気管偏移，胸水，心拡大など．

④動脈血液ガス結果

動脈圧酸素分圧（PaO_2）と動脈圧二酸化炭素分圧（$PaCO_2$）に注意しましょう．

⑤経胸壁心エコー検査

呼吸不全患者では肺高血圧所見を呈することもあります．

⑥吸入薬・内服薬のチェック

定時内服薬と発作時の治療薬をチェックしましょう．

Chapter **07**

呼吸器外科の麻酔

▶呼吸器疾患を有する患者の術中人工呼吸管理の注意点

呼吸器疾患を有する患者さんに対する人工呼吸器設定では「一回換気量」，「吸気呼気比」，「気道内圧上昇」に注意が必要です．また，気道分泌物が多ければ，適宜気管内吸引を愛護的に行いましょう（そして，吸引した後，無気肺を解除するために，**必ず手動用手換気で陽圧を行う**ようにしましょう）．

突然の気道内圧上昇は気胸や喀痰による閉塞などを疑いましょう．胸部呼吸音の左右差の確認，バイタルサイン変化などで，総合的に判断しましょう．場合により手術を一時中止してもらい，術中胸部X線撮影も診断に有効かもしれません．動脈血液ガス分析の結果も診断の一助になります．

▶喘息患者における周術期管理の注意点

喘息の薬剤は，当日朝まで吸入または内服してもらい，吸入薬は発作発生に備え手術室まで持参するのが基本です．

重症の場合は，導入前にステロイド投与を行ったり，ネオフィリンを持続投与することもあります．麻酔方法は，気管支拡張作用のあるセボフルランを主体とし，麻酔中はなるべく喘息発作を起こさない深い麻酔を心がけます．気道刺激を最小限にするために，ラリンジアルマスクなどの声門上器具を用いる場合もあります．

麻酔覚醒は，「完全覚醒してから抜管する方法」と「自発呼吸のある場合は気道を刺激しないように浅麻酔下で抜管する方法」があります．抜管後は，聴診でwheezeがないかどうか確認する姿勢が大切です．

Chapter 08 心臓血管外科の麻酔

Introduction

心臓血管外科手術は，大きく分類して，①弁膜症手術，②大血管手術，③冠動脈バイパス術，④先天性心疾患手術があります．基本的な麻酔管理は，通常の手術麻酔と同じです．しかし，循環の根本である心臓の弁や冠動脈を扱う心臓手術は，人工心肺の使用など注意点がたくさんあります．
今日は，黒澤先生の指導下で藤田先生が大動脈弁狭窄症に対する大動脈弁置換術の麻酔に挑みます．

■ 心臓血管外科のモニタリング

　　今日は，78歳女性に対する大動脈弁狭窄症に対する大動脈弁置換術です．手術を行う心臓は循環の中心です．その中心に大きな異常があるわけです．なので，麻酔導入もできるだけ注意して行いましょう．

　　先生，予習はたくさんしてきましたが，正直，それぞれのモニターや器材がどんな意味を持つのかわかりません．

Chapter 08
心臓血管外科の麻酔

　心臓血管外科手術は，人工心肺管理なども含まれるので非常に**複雑**だからね．とりあえず，一つ一つのモニターや器材の意味を理解していけば，知識はつながっていくから学んでいこう．

　わかりました．麻酔中のモニターも複雑ですよね．

　そうだね，一つずつモニターをみよう 図8-1 ．肝臓切除術でも，**中心静脈圧（central venous pressure：CVP）は持続的に測定**するよね．**血圧系統は，橈骨動脈からの末梢の動脈圧ライン（A-line）とCVPに加えて肺動脈カテーテルによる肺動脈圧（pulmonary artery pressure：PAP）と肺動脈楔入圧（pulmonary artery wedge pressure：PAWP）を測定**することくらいかな．

　なるほど，肺動脈カテーテルを内頸静脈のシース内腔から挿入して計測するのですね．

　もちろん，他の部位で計測することもあるけど，これらが基本的なモニタリングだよ．**循環血液量の指標はCVPで推定で**

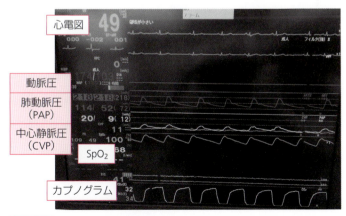

図8-1 ● 心臓血管麻酔のモニター

きるし，**末梢動脈圧はA-lineで推定**できる．右室と左室の前負荷なども推定できるので，心臓にとって保護的な薬剤投与なども可能になるよね．

　あと，口から，経食道心エコーを入れていますね 図8-2 ．どんな意義があるのでしょうか？

　これは，いわゆる客観的数値で血圧を示すモニターとは違って，心臓の弁の逆流や左室の動き，空気の残存を評価するための画像的なモニターだよ．ちょうど**心臓の背側に食道があるので，食道からのエコーが術中心機能評価に有用**なのだよ．もちろん，画像所見から数値の計算もできるけどね．

　なるほど，数値所見と画像所見を組み合わせるのですね．

　その通り，それぞれのモニタリングの意義を理解していこうね．

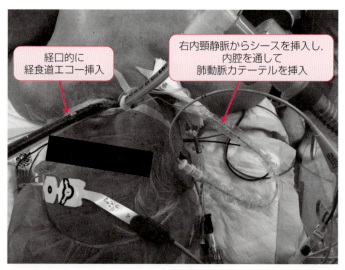

図8-2 ●心臓麻酔で必須の「経食道エコー」と「肺動脈カテーテル」

Chapter 08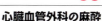

心臓血管外科の麻酔

■ 手術の意義と麻酔の流れを理解する

　例えば，今回の手術の場合，何を目的に手術するのでしょうか？

　大動脈弁狭窄症は左室流出路狭窄で狭心症状につながり，冠動脈の狭窄がないのに胸痛，時には突然死も起こってしまう．だから，手術適応になるのさ．他の心臓手術も，『何が目的で手術を行うのか』を理解すればわかってくるよ．

　なるほど，冠動脈バイパス術（coronary artery bypass grafting: CABG）は狭心症の治療ですよね……　表8-1　．

　そして，大血管系の緊急手術の代表である**大動脈解離は，発生からできるだけ早く手術しないと上行解離の場合ほとんどの方は死亡**してしまうね．なので，夜間でもできる限り早く手術適応となるのさ．

　なるほど，後は人工心肺のメカニズムですね．

　まずは，人工心肺の意義を理解しよう　表8-2　．心臓の弁を置換する場合，心臓を止めて切開する必要があるね．その間，

表8-1 ● 冠動脈バイパス術の麻酔の考え方
- 心機能と患者症状に合わせて麻酔管理を計画
- 人工心肺使用on pumpとoff pumpの違いを理解　off pump時は心臓脱転時の循環変動に注意
- 冠動脈血流は拡張期主体⇒拡張期血圧の維持とST変化のモニタリング

表8-2 ● 弁置換・形成術の麻酔の考え方
- 心臓弁膜症の病態は，心室に対する圧負荷もしくは容量負荷の増大であり，心肥大や心拡大は心室の拡張・収縮能に影響
- 各弁膜症の病態生理を理解し，左室前負荷，後負荷，心拍数管理が基本
- 心臓弁膜症は肥大・拡張した心筋は術後直ちに正常化しない

脳をはじめとする全身臓器に血流を送らないといけない．自分の心臓以外に循環を担ってもらう機械が人工心肺だよ．今回の場合は，**血液を上行大動脈から送血して，上大静脈と下大静脈から脱血**するのさ．ただ，人工心肺という人工の回路に血液が接触すると，血栓の問題が出てくるね．

だから，**ヘパリンを使用して，血液が凝固しないようにする**のですね．そして**人工心肺離脱後にプロタミン投与して拮抗**する．

その通り．しかし，どれくらい凝固しないようにした方がいいかという指標が必要だね．それが activated coagulation time （ACT）だね．もともと，抗凝固療法が行われている患者さんもいるので，この数値を調整しながら人工心肺管理を行うよ．

だから，血液ガスとともに ACT 評価用の採血もするのですね．

■ 初期臨床研修医に求められる心臓外科手術での役割

でも，全ての手技をこの研修期間で習得する自信がありません．

初期臨床研修医の先生に，経食道心エコーなどの心臓麻酔に必要な手技が全てできることは求められていないよ．これは麻酔科の後期専門研修医（レジデント）が心臓麻酔をある程度理解してから学ぶものだからね．

わかりました．基本的に何に気をつければいいでしょうか？

いつもの麻酔で行っていることを理解することだね．**点滴がなくなっていないかどうかとか，持続薬剤はきちんと流れているか，コネクターはきちんと接続されているか**，だよ．人工心

肺中でも，プロポフォールやレミフェンタニルは流さないといけないから，基本の注意だね．

他にはどういうことがありますか？

例えば，輸血の照合とかも急いでいてもきちんとしないといけない．でもどんなに急いでいても，きちんと，**輸血の照合，準備，記録をするだけでも非常に重要な仕事**だよ．心臓血管外科の麻酔は複雑に見えるけれども，基本の組み合わせで作業量が非常に多いのだからね．

以前に，中山先生が心臓血管外科の教授に『ベッドの動かし方が荒い』と言って怒られていました．

送血管や脱血管などが入っている場合，ベッドの高さを調整することで，位置異常などの危険なことが起こるかもしれないよ．だから，ベッドの高さ調整とかも，心臓血管外科医や看護師，臨床工学技士とか，みんなに声をかけて慎重に行うことが必要だね．

わかりました．神経を研ぎ澄まして麻酔管理します．

■ 心臓血管麻酔の安全のために外科医・看護師とともに注意すること

さて，今まで説明してきたとおり，心臓血管麻酔は非常に多くのタスクをこなさないといけないね．藤田先生は何を注意していこうと思いましたか？

そうですね，やはり，複雑にみえても一つ一つの手技を注意していこうと思いました．例えば，**カテコラミンなどの持続系薬剤がきちんと接続されているか，流れているか，三方活栓の**

向きが正しいかなどですね．さらに，**輸血を外周り看護師さんとダブルチェック**するときにも，非常に注意が必要だと思います．

そうだね，まずは基本的な操作をしっかりと行うことが大切だよね．特に輸血は緊急時に焦るけれども，必ずダブルチェックだよ．

後は，外科医の先生方とのコミュニケーションだと思います．胸骨正中切開の時に回路を外して脱気するタイミングも重要です．さらに，**止血操作に入った場合，いつの時点で血小板濃厚液を投与するかなどもコミュニケーションが大切**だと思います．

その通りだね．心臓外科手術は，心臓血管外科医，麻酔科医，看護師，人工心肺を扱う臨床工学技士などさまざまな職種が力を合わせるチーム医療だからね．

■ 心臓血管麻酔を受ける患者さんの術前評価と術前説明

心臓手術を受ける患者さんは，心臓や大血管に重篤な疾患を有していることがほとんどです．なので，予定手術の場合，心エコーをはじめとしてさまざまな検査を受けています．共通の基本は，**① NYHA 分類などの身体活動の所見と，②心エコー，血液検査などの検査数値所見を合わせて理解する**ことです．そして，何が問題で何を目的として手術を行うのかを理解しましょう．高血圧，糖尿病，腎疾患を有することが多いため，術前診察と評価は時間を要します．しかし，備えあれば憂いなしなので，じっくりと時間をかけて学びましょう．

術前説明は，

①患者さんの循環を一時的に人工心肺に委ねること，その間も麻酔薬を静脈から継続して投与し続けること，

Chapter 08
心臓血管外科の麻酔

②術後は止血と循環の安定を考慮して多くの場合集中治療室に
挿管のまま移送して管理するので翌朝以降の覚醒になる

ということを伝えておくといいでしょう.

心疾患を伴う患者さんによくある合併症の評価

①高血圧

麻酔中の循環動態のコントロールが時に困難になります. **日
常生活における個々の患者さんの適正血圧**を把握しておきま
しょう. 術前投薬などで十分コントロールされていることが望
ましいですが, 緊急手術などでは不可能なことも多く降圧薬持
続投与などが行われています.

②糖尿病

概して血管が脆弱な患者さんが多くなります. 特に, 術前の
**血糖コントロールの悪い症例や女性では末梢ルートの確保が難
しいことが多い**ので, 無理に太い留置針を使わないことがリス
クマネジメントとして重要です.

③脳血管障害

冠動脈疾患患者では症状がなくても, 総頸動脈や内頸動脈の
狭窄を合併していることが多くなります. 術前の頸動脈エコー
などによる評価があれば確認しましょう. 緊急手術などで頸動
脈エコーが術前施行不可能なときは, 患者さんの自覚症状がな
くても首に聴診器をあててみることで狭窄を評価できることも
あります. また, 心房細動を有する患者さんでは血栓の可能性
があります. **一過性の失神発作がある時はそれが心臓によるも
のか脳血管によるものか鑑別する必要**があります.

成人心臓麻酔の導入～手術の流れ

　心臓血管手術の中で，開心術の麻酔の流れを簡単に説明します.

①入室時の患者確認
②心電図，カフ圧計，SpO₂ のモニタリング
③静脈ライン確保
④十分な酸素化

　ここまでは通常の全身麻酔導入と同じです.

⑤麻酔導入と気管挿管

　心臓血管麻酔の導入で使用する薬剤として，循環動態変動の小さなミダゾラム，フェンタニルの導入が多いようです. 気管挿管時の刺激による血圧変動を避けるため，鎮痛はしっかり行いましょう.

⑥静脈ライン確保

　気管挿管後，なるべく太い静脈ライン（18G もしくは 16G）と観血的動脈圧ライン（20G）を確保します. 次に，中心静脈ライン，肺動脈カテーテルを右内頸静脈から確保します.

⑦経食道心エコーを挿入
⑧採血

　橈骨 A-line から，動脈ガス採血と activated coagulation time（ACT）採血を行います. また，肺動脈カテーテル先端につながる肺動脈ラインから混合静脈血ガス採血を行います.

⑨手術開始

　十分な鎮静（セボフルラン・プロポフォール）・鎮痛（フェンタニルやレミフェンタニル）を行い，循環動態を安定させます.

⑩胸骨正中切開

Chapter 08

心臓血管外科の麻酔

胸骨切開の際，肺を損傷しないために，呼吸を停止し，肺を虚脱しないといけません．**術者より，「呼吸を止めて下さい」と声がかかります．麻酔科側は，麻酔回路と気管チューブの接続を外して「呼吸を止めました」と声をかけて下さい**．胸骨を切開したら，術者より，「呼吸を再開して下さい」と声がかかるので，麻酔回路を気管チューブに接続し，「呼吸再開しました」と声をかけて下さい．**必ず，声かけして確認し合うことと，呼吸再開時に呼吸がきちんと再開しているかを，カプノグラム波形などで確認**しましょう．

⑪心膜切開〜送血管・脱血管挿入

心膜を切開すると，心臓が露出されます．次に，人工心肺を確立するために，送血管・脱血管を挿入する作業へ移ります．

送血管挿入前に術者からヘパリン投与の指示がきます．目標ACT と投与量を指示されるので，中心静脈ラインから投与します．ここでも投与したら，「ヘパリンを投与しました」と心臓血管外科医，臨床工学技士に情報共有をしましょう．**ACTが 400 〜 450 以上であることを確認した後に送血管挿入，脱血管挿入し，人工心肺開始**となります．

⑫人工心肺中

人工心肺中は，臨床工学技士が循環動態を管理します．よって，人工心肺開始後，麻酔科側からの輸液は全て投与中止とします．**鎮静・鎮痛の管理は引き続き麻酔科が行うので，鎮静薬や鎮痛薬は継続して投与する**必要があります．人工心肺循環が落ち着いたところで，呼吸を停止するように術者から指示があるので，呼吸を停止させましょう．

人工心肺中に麻酔科側が行うことは，主に鎮静・鎮痛を続けることと，術者からの指示でベッドコントロールを行います．

123

この時も声かけをして安全に行いましょう.

⑬大動脈遮断解除

　人工心肺下に手術手技が完遂に近づくと，術者から，「もうすぐ遮断解除するよ」と言われます．大動脈の遮断を解除して，自己心拍を再開させる作業となります．**遮断解除を行う際に，肺を加圧して空気除去**を行わなくてはいけません．その後，徐々に人工心肺を離脱していきます．呼吸も再開させます．

⑭人工心肺離脱

　人工心肺の流量を下げ，循環動態が安定したところで人工心肺を離脱するステップに入ります．そして，再び麻酔科側から輸液管理を行います．ここから，輸血投与や持続薬剤の頻回の調整など，麻酔科側が活躍する時間となります．初期臨床研修医の先生は，麻酔記録や輸血確認など，指導医の先生の補助をしましょう．**脱血管抜去，最後に送血管を抜去した後，プロタミン投与を行い，閉胸**していきます.

⑮退室

　多くの症例は抜管をせずに集中治療室 (ICU) に搬送します.

心臓麻酔のよくあるトラブル，気を付けたいポイント

①薬剤希釈ミス・誤投与

　特にヘパリンやプロタミンなどの薬剤投与ミスがないように注意して下さい.

②動脈ライン採血時

　注射器で十分量の血液を引いてから採血しましょう．ヘパリン生食が混じっていると，血液ガス値や ACT 値が変わり，誤評価から大事故につながります.

③点滴の滴下，持続薬剤の作動確認

Chapter 08

心臓血管外科の麻酔

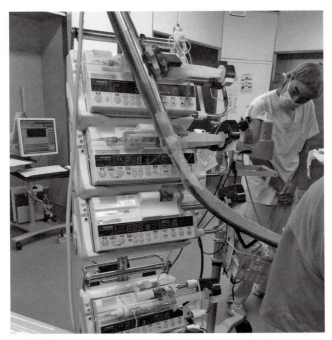

図8-3 ●シリンジポンプは「流れているか」と「接続されているか」を確認

　常に点滴が落ちているかどうか，持続薬剤が作動しているか（シリンジ薬剤交換の際など）を確認して下さい 図8-3．シリンジ薬剤交換の際に，血液が逆流してこないように注意して下さい．

④人工心肺中のベッドコントロール

　上下左右をしっかり確認して作動させて下さい．**動かす前には必ず声かけを行うことで人工心肺回路の事故抜管などを防ぐ**ことができます．

それぞれの心臓血管麻酔のポイント

　代表的な心臓血管麻酔のポイントを下記に記します．

①冠動脈バイパス術の考え方

冠動脈バイパス術には，人工心肺を用いて，心臓を停止させて行う on pump 手術と，人工心肺を用いずに行う off pump 手術があります．off pump 時は心臓脱転時の循環変動に注意が必要です．また，冠動脈血流は拡張期主体に流れるために，拡張期血圧の維持（60mmHg 以上）と ST 変化のモニタリングが必要となります．

②弁置換・形成術の考え方

心臓弁膜症の病態は，心室に対する圧負荷もしくは容量負荷の増大です．各弁膜症の病態生理を理解し，左室前負荷，後負荷，心拍数管理が基本となります．また，弁置換・形成術後に，弁機能は改善しても心筋機能の改善には時間がかかることも理解しましょう．

③大血管の麻酔の考え方 表8-3

大血管の麻酔は，胸部大動脈瘤，腹部大動脈瘤，急性大動脈解離に対する人工血管置換術などさまざまです．近年，大動脈瘤に関してはステントグラフトなどの治療も行われています．大切なことは，予定術式を理解し，体外循環時の血行動態を理解し，麻酔科が何を行うかを確認することです．

弓部置換術であれば，人工心肺中に脳血流をいかにして保つかを考えなくてはなりません．胸腹部大動脈瘤であれば脊髄を栄養する動脈を切除することもあるため，脊髄モニタリングが

表8-3 ●大血管の麻酔の考え方

- 体外循環時の血行動態を理解
- 弓部置換時は脳保護を意識
- 胸腹部大動脈置換では脊髄保護を意識
- 急性大動脈解離では心タンポナーデ，大動脈弁逆流，大量出血などの合併症に注意

Chapter 08

心臓血管外科の麻酔

必要です．

また，急性大動脈解離は，時間と共に死亡率が上昇するだけでなく，解離が大動脈基部に及ぶと心タンポナーデや大動脈弁逆流症が発生するため，循環管理に特に注意が必要です．

 ポイント

- ☑ 術前評価は時間をかけてしっかりと行おう
- ☑ 心臓麻酔手術は手技や薬剤が多いので，常に上級医に確認して作業しよう
- ☑ ヘパリンとプロタミンの違いを理解して注意深く管理しよう
- ☑ 人工心肺中も気を抜かず術野やモニターを観察しよう
- ☑ 複数の麻酔科医で担当することが多いので，チーム医療を重視しよう

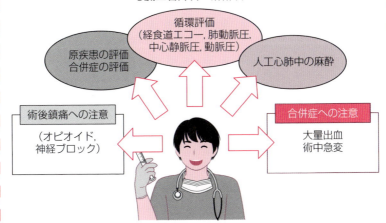

心臓血管外科の麻酔管理

127

参考文献

1) 新見能成, 監訳. 心臓手術の麻酔. 第4版. 東京: メディカルサイエンスインターナショナル; 2014.
2) 野村　実, 国沢卓之. 初心者から研修医のための経食道心エコー. 東京: 真興交易医書出版部; 2008.

Memo 　心臓血管外科の麻酔について，気付いたことを書き込みましょう

Chapter 08

心臓血管外科の麻酔

COLUMN 8
術前禁煙の重要性

　喫煙は呼吸機能低下に強く影響し，呼吸器外科だけでなく，あらゆる疾患の周術期管理に悪影響を及ぼします．また，喫煙はさまざまな「**悪性腫瘍の原因**」となるだけではなく，「**血管系・代謝系にも影響**」を及ぼし「**周術期心筋梗塞**」などのリスクとなります．さらに，**喫煙は創傷治癒にも影響**を及ぼし，**創傷治癒合併症の重症度は，禁煙期間が長いほど有意に改善する**ことが報告されています．

　呼吸管理に関する喫煙の合併症として，「**動脈血酸素分圧が喫煙者で非喫煙者に比して有意に低下する**」ことがあります．さらに，喫煙継続により「**喀痰増加や粘稠度の増加が発生し末梢の気管支閉塞による肺虚脱や換気困難**」にもつながります．

　術前の禁煙期間に言及した報告では，**冠動脈バイパス術患者の術後呼吸器合併症減少のために術前8週間，肺切除患者および肺全摘術患者の術後呼吸器合併症減少のために，術前4週間の禁煙期間**が必要であることが示されました．

　しかし，悪性腫瘍の手術を控えたストレスの多い患者に対する周術期禁煙指導は困難なことも多くなります．そこで，「**禁煙外来の周術期管理への積極的応用**」や，「**喫煙継続による周術期合併症の説明を手術決定時点でより具体的に行うなどの患者教育の重点化**」，が解決策と考えられます．

　手術決定からどの時点からの禁煙も予後改善に有効と麻酔科学会の周術期禁煙ガイドラインでも推奨されていますので，積極的に禁煙を推奨しましょう．

参考文献

1) Kuri M, Nakagawa M, Tanaka H, et al. Determination of the duration of preoperative smoking cessation to improve wound healing after head and neck surgery. Anesthesiology. 2005; 102: 892-6.
2) Nakagawa M, Tanaka H, Tsukuma H, et al. Relationship between the duration of the preoperative smoke-free period and the incidence of postoperative pulmonary complications after pulmonary surgery. Chest. 2001; 120: 705-10.
3) 日本麻酔科学会. 周術期禁煙ガイドライン. 2015. 日本麻酔科学会ホームページ.

Chapter 09 修正電気痙攣療法の麻酔

Introduction

電気痙攣療法（electroconvulsive therapy，以下 ECT）は，「頭部（両前頭葉上の皮膚に電極をあてる）に通電することで，人為的に痙攣発作を誘発する治療法」です．ECT には大きく分けて，「四肢や体幹の筋に痙攣を実際に起こすもの（有痙攣 ECT）」と，「筋弛緩剤を用いて筋の痙攣を起こさせないもの（修正型 ECT）」に分けられますが，多くの施設では，鎮静と脱分極性筋弛緩薬を用いた修正型 ECT が採用されています．

今日は，中山先生が松上先生とともに修正 ECT の麻酔を担当します．

 今日は，ECT の麻酔指導よろしくお願いします．ところで，ECT は，どのような疾患の患者さんが適応になるのですか？

 ECT の一次適応としては，緊張病症候群やうつ病などの精神疾患だけども，二次適応としてパーキンソン症候群なども含まれることがあるわ．

今日は精神科のECTの担当になっていますが，5例も連続で入っています．夕方までに終わらないのでは？

5例なら入れ替えを含めても2時間くらいで終わるわよ．**ECTの麻酔の目的は通電時に患者さんに鎮静と不動化を行って危険な合併症を予防**することにつきるからね．手術時間はほとんど通電時間だけよ．

いや，麻酔薬を投与して，覚醒させるのを考えるともっと時間が必要なのかな，と思いました．

これはいわゆる何かの臓器を切除するとかではないので，オピオイドは使わないわ．基本的に，**作用時間が短い脱分極性筋弛緩薬であるスキサメトニウムとプロポフォールやチアミラールによる鎮静で行う**わ．

なるほど，でも量の加減が難しいのでは？

それが麻酔科の腕の見せ所でしょう．ECTのポイントは，患者さんとのコミュニケーションがとりにくいことにあるわ．**ECTを受ける患者さんは，表9-1 に示すように薬剤抵抗性で，昏迷という状態にある人が多い**の．

昏迷，ですか？

表9-1 ● 電気痙攣療法の適応（状況と診断の観点から）

状況：一次適応	診断：一次適応
・重篤症状（昏迷強い） ・全身状態悪化 ・他の治療の方が危険 ・ECTに反応良好の治療歴 ・患者本人の希望	・緊張病症候群 ・うつ病 ・躁うつ病 ・統合失調症
状況：二次適応	診断：二次適応
・薬物治療抵抗性 ・薬物治療の忍容性低い	・パーキンソン病 ・強迫性障害 ・慢性疼痛性障害

（佐藤雅美．臨床精神医学2013．から引用，一部改変）

Chapter 09

修正電気痙攣療法の麻酔

表9-2 ● 昏迷という病態を理解しよう

- 昏迷とは「心身ともに自己表現をせず，外部刺激にも反応しない」状態（統合失調症，うつ病，心因反応は意識障害を伴わない）
- 摂食もなく，反射もない（誤嚥も起こしやすい），呼吸抑制も発生する
- 治療はベンゾジアゼピン系薬剤と電気痙攣療法

精神科的な概念で**周囲の刺激に反応しない状態** 表9-2 よ．だから，話しかけても応えてくれないこともあるし，色々な反射とかも抑制されているのよ．あと，食べようとする意思も抑制されて，**脱水傾向で点滴が取りにくい**こともあるわ．

わかりました．短い手術だけどリスクは高いのですね．

そうよ，点滴をきちんと確保して，酸素化して，脳波モニターBIS をつけて，プロポフォールを静脈投与します．そして入眠したら，精神科の合図でスキサメトニウムを入れるの．**ECTは過換気にした方が，通電効果が高い**ことが示されているので，意識的にマスク換気を過換気にしてね．

なるほど，2〜3秒に1回の割合でマスク換気しますね．

で，いくら筋弛緩薬を使用していても，**歯牙損傷を防ぐために，通電前にマウスピースを口腔内に入れてね**．次に，精神科の先生が側頭部（こめかみ）の電極から通電します．そうすると患者さんは，**通電直後数秒間に迷走神経を介した副交感神経系の興奮が生じ，徐脈や心拍停止，血圧の低下を生じ**ます．その後，**カテコラミン放出を伴う交感神経系の興奮が惹起され，頻脈や血圧上昇，不整脈などが起こる**こともあります．だから，副交感神経系から交感神経系への急激な移行による**循環系を中心とした合併症に注意**しないといけないのよ 表9-3 ．でも，

表9-3 ● 電気痙攣療法の合併症

狭心症	1 (1%)		認知機能障害	63 (30%)
誤嚥性肺炎	1 (1%)		血圧上昇	53 (25%)
気管支攣縮	2 (2%)	⎱ 13%	頭痛/頭重感	46 (22%)
低酸素	3 (4%)		覚醒遅延	12 (6%)
喉頭痙攣	5 (6%)	⎰	筋肉痛	12 (6%)
もうろう状態	25 (33%)		不整脈	11 (5%)
せん妄	10 (13%)		躁転	10 (5%)
外傷	6 (9%)		吐き気	8 (4%)
			その他	47 (22%)

左: 文献1より引用. 75人のうち51人(68%)に合併症発生. 呼吸器合併が多い.
右: 文献2より引用.

1) 日城広昭, 佐々木高伸. 電気けいれん療法の有害事象. 精神医学. 2005; 47: 1209-17.
2) Tecoult E, Nathan N. Morbidity in electroconvulsive therapy. Eur J Anaesthesiol. 2001; 18: 511-8.

合併症に注意しながらも, 絶対再開しないといけないことは？

呼吸が停止しているので, **マスク換気を再開**しないといけないです.

そうね, スキサメトニウムやプロポフォールの作用が消失して, 徐々に自発呼吸と反射が戻ってくるわ. さっきも言ったけれど, 昏迷状態の患者さんが多いから完全に指示に従うところまでは覚醒しないわ.

どのあたりまでの覚醒を目指すべきでしょうか？

自発呼吸の完全な回復と舌根沈下の解除, 誤嚥しないための咳反射と嚥下反射の回復かしら.

補助換気なしでも気道閉塞がなく SpO_2 を維持できる程度でしょうか？

そうね, 後はさっきも述べたけれど, 嚥下と咳が戻ることね.

Chapter 09
修正電気痙攣療法の麻酔

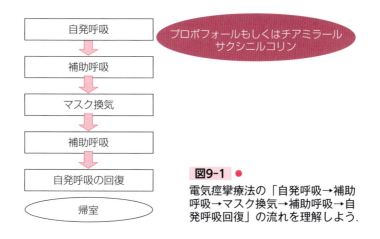

図9-1
電気痙攣療法の「自発呼吸→補助呼吸→マスク換気→補助呼吸→自発呼吸回復」の流れを理解しよう.

わかりました,複数症例あるからと**急がずに,退室時までしっかりと観察**します.

この麻酔はプロポフォールとスキサメトニウムだけで行うので,自発呼吸から呼吸が減弱する中での補助呼吸,マスク換気を経験できるわ.さらに,**自発呼吸が回復する際の補助換気と自発呼吸への回復を理解できる** 図9-1 のよ.

他には,この ECT によりだんだん患者さんの昏迷が改善してくるので,ECT の回ごとに,薬剤に対する反応が微妙に変わることも注意点かしら.

ECT の安全のために精神科・看護師とともに注意すること

さて,ECT の安全のために気をつけることは何かしら.

やはり,10回連続で手術室に来られるなら,そのたびごとに患者さんの状態が違うことを理解しないといけないと思います.

そうね,最初は昏迷状態で何もしゃべらない方が回を経るごとに反応が出てくることもあるわ.薬剤投与量は毎回同じでなく,少しずつ変えるのがいいかもしれないわ.

後は,**通電前に過換気にするのですが,精神科の先生の通電準備もあるので,お互いにタイミングを計り合う必要がある**と思います.

そうね,できるだけ通電効果を上げるために協調することが大切ね.

あとは**覚醒後に呼吸抑制がないかを確認**することですね.

そうよ,呼吸数,呼吸パターン,咳嗽反射,嚥下反射が戻っていることと,SpO₂ が低下していないこと,を評価することが大切よ.

■ 修正 ECT の準備

通常1患者に対して10回で1クールとなるため,1カ月くらいの期間で同じ患者さんが手術室にきます.

薬剤はプロポフォールとスキサメトニウムを用いることが多いですが,まれに**プロポフォールの代わりにチアミラールを用いる症例もあるため注意が必要**です(薬剤アレルギーや精神科からのリクエストで変わります).鎮静深度を評価する脳波(BIS)モニターも用意しておきましょう.

■ 修正 ECT の実際—精神科医師との協働作業を意識しましょう

①患者が入室してきたら,精神科医師とともに患者を手術台に移動します.

②心電図,SpO₂,血圧,脳波モニター(BIS)のモニタリン

Chapter 09

修正電気痙攣療法の麻酔

グをつけ，精神科医師は脳波モニターやターニケットを装着
させます．

③左手に点滴を取る，22G か 24G など細いものでいいので確
実に確保します．

④酸素化の後，指導医がプロポフォールを投与します．徐々に
自発呼吸が弱まるため補助換気を行います．

⑤鎮静深度が得られた後，スキサメトニウムを指導医が投与し
ます．ここで筋攣縮が首から足先へ向けて発生します．徐々
に換気は容易になるはずなので，過換気を意識しましょう．
修正 ECT は通電のタイミングが重要であり，通電直前の
BIS 値を 60 くらいに指標（誘発される痙攣時間が長くなり，
通電効果が上昇するという報告があります）とすることが多
いです．

⑥精神科医師が合図をするので，患者さんにバイトブロックを
噛ませて，マスクを離します．

⑦ECT が施行され，バイタルサインの変化が起こります．

⑧通電後，徐々に自発呼吸が回復するため，自発呼吸が回復す
るまで補助換気を行い，十分な自発呼吸が出た時点で帰室指
示を指導医が行います．

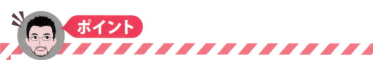

- 修正 ECT は複数回施行されるので，薬剤量や種類について精神科との情報共有が大切
- ECT 前の患者さんの意識レベルを評価しよう
- 通電直前にバイトブロックを口腔内にしっかり挿入しよう
- 通電直前の過換気を意識してマスク換気を行おう
- 通電のタイミングなど精神科とのコミュニケーションが必要
- 帰室時は自発呼吸回復と反射の回復を待とう

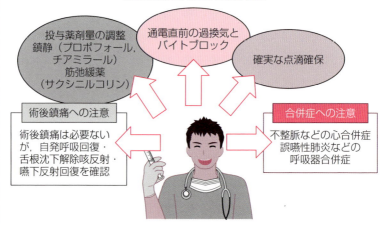

修正電気痙攣療法の麻酔管理

Chapter 09

修正電気痙攣療法の麻酔

参考文献

1) 佐藤雅美, 広田喜一, 諏訪太朗, 他. 日帰り電気けいれん療法の麻酔・周術期管理. 臨床精神医学. 2013; 42: 443-50.

2) 鮫島達夫, 奥村正紀, 中村 満, 他. ECT の安全性−循環器系への有害事象から−. 臨床精神医学. 2013; 42: 453-7.

3) Tecoult E, Nathan N. Morbidity in electroconvulsive therapy. Eur J Anaesthesiol. 2001; 18: 511-8.

4) 日域広昭. 電気けいれん療法の有害事象. 精神医学. 2005; 47: 1191-200.

5) 宮崎信一郎, 森本賢治, 村谷忠利. 無痙攣電撃療法における誘発脳性痙攣持続時間と BIS の関係. 麻酔. 2006; 55: 1222-4.

Memo 修正電気痙攣療法の麻酔について, 気が付いたことを書き込みましょう

COLUMN 9
さまざまなシミュレーション講習会を受講しよう

現在，さまざまな種類のシミュレーション教育が全国各地で行われています．

心肺蘇生の教育として，日本ACLS協会や日本循環器学会が米国心臓協会と提携して行っているBasic Life Support（BLS），Advanced Cardiac Life Support（ACLS），Pediatric Advanced Life Support（PALS），があります．日本救急医学会のImmediate Cardiac Life Support（ICLS）も心肺蘇生教育として有名です．

外傷初期対応として，日本救急医学会のJapan Advanced Trauma Evaluation and Care（JATEC）やJapan Prehospital Trauma Evaluation and Care（JPTEC）があります．

気道管理に関しては，医学シミュレーション学会のDifficult Airway Management（DAM）実践セミナーも，全国各地で定期開催されています．また，超音波ガイド下中心静脈穿刺セミナーや鎮静トレーニングコース（鎮静実践セミナー）は初期臨床研修医でも受講できます．

シミュレーション教育は，「**患者を危険にさらすことなく繰り返し訓練**」でき，「**発生頻度は低いが生命危機に陥りうる事態の対処を学ぶ**」ことができます．シミュレーション教育は，麻酔科学，救急医学，集中治療などのクリティカルケア部門で特に有効な学習法です．

初期臨床研修の一つの目的が，救急医療の経験です．言い換えれば，**全ての医療従事者の最低限のクリティカルケア習得**が求められているのです．臨床教育だけでは学びきれないスキルを習得するために，クリティカルケア習得におけるシミュレーション教育は有効な可能性があります．

Chapter **09**

修正電気痙攣療法の麻酔

　シミュレーション教育の意義は，「気管挿管」，「中心静脈穿刺」，「気管支ファイバースコープ挿管」などのテクニカルスキルの習得に留まりません．**「認知能力」，「注意力」，「意思決定」，「コミュニケーション」などのノンテクニカルスキルの取得**にも有効です．その意味では，日本緩和医療学会のPEACEプロジェクトも初期臨床研修医にオピオイドの使用法や患者とのコミュニケーションに関する基本を提供するシミュレーション講習会といえます．

　手術室内での急変やトラブル対応は，周術期医療チームの危機管理能力という総合的な臨床能力が試される場です．周術期チームが手術室急変対応に対し最高の能力を発揮するためには，日常臨床における訓練のみでは十分ではありません．

　現実症例で発生する事態に迅速対応するためには，手術室を例に取ると，**麻酔科医，外科医，看護師，臨床工学技士などの周術期管理チームの協力体制が必要**です．言い換えると，**医療チームとして情報伝達やチームワーク，状況判断などのノンテクニカルスキル育成が必要**となります．**多職種でのシミュレーショントレーニングは，コミュニケーション能力や状況判断能力育成などのノンテクニカルスキル育成に有効**です．

　初期臨床研修医や後期研修医の間に，さまざまなシミュレーション講習会を受講することは，皆さんの能力を飛躍的に向上させることでしょう．

参考文献

1) Komasawa N. Interprofessional simulation training for perioperative management team development and patient safety. Perioper Pract. 2016; 26: 250-3.
2) Komasawa N, Fujisawa S, Atagi K, et al. Effects of a simulation-based sedation training course on non-anesthesiologists' attitudes toward sedation and analgesia. J Anesth. 2014; 28: 785-9.

Chapter 10
敗血症の麻酔（消化管穿孔に対する緊急手術）

Introduction

緊急手術は，「術前検査が不十分」なだけでなく，「全身状態が悪化している」ことが多いため，リスクが高いのが特徴です．しかし，患者さんの予後が改善することが期待される限り，麻酔科医は外科医や看護師と力を合わせて，取り組む必要があります．

今日は，渡辺先生が敗血症状態の消化管穿孔に対する緊急試験開腹術の麻酔を黒澤先生の指導下で行います．

■ 緊急手術の問題点

 あー，今日は耳鼻科の鼓室形成術が早く終わって良かったなー．ここ3日間，毎日21時まで手術していたし，久しぶりに早く帰れるかなあ．

 あっ，渡辺先生，緊急手術が申し込まれたから，担当お願いします．75歳男性，下部消化管穿孔に対する汎発性腹膜炎に対し試験開腹術です．

Chapter 10
敗血症の麻酔（消化管穿孔に対する緊急手術）

えーっ，明日じゃダメなのですか？

緊急手術というものは必要があるから緊急で行うのだよ．この患者さんは，早期に穿孔が疑われたので，早めの手術で予後はきっとよくなるよ．もし明日まで経過観察していたら，この患者さんの生命予後は非常に悪くなってしまうよ．

馬鹿なことを言いました．そうなのですね．ところで，他にどんなものが緊急手術になるのでしょうか？

例えば，術後出血とかはすぐに止血術が必要だよね．今回のような下部消化管穿孔も敗血症が進行してしまうよ．**交通事故などの外傷も全身状態悪化を食い止めるための damage control surgery** が行われることもあるね．あと，**心臓血管外科の症例で大動脈瘤破裂も一刻を争うし，大動脈解離も来院から数時間以内に手術を開始すべき**だよね．**帝王切開も胎児心音低下などはできるだけ早く行うことが，児と母親を守るために大切**だね．まして，**常位胎盤早期剥離に関しては一刻を争う病態だから，手術室に即時入室**してくることもあるよ．このように緊急手術の適応は，本当に多種多様なのだよ．

なるほど，術前評価と同意書の取得と準備をしたいと思います．緊急手術の評価と準備を教えてください．

■ 緊急手術の術前評価と準備　表10-1

先生，いま術前評価を行っていますが，血液検査とX線検査くらいしか情報がありません．

そうだね，緊急手術は**術前に行える検査が限定されているだけでもリスク**だよね．だから，限られた情報の中から，最大限患者さんの状態を把握しないといけないね．救急領域では問診

表10-1 ● 緊急手術に対する準備

- 体温管理も重要
- 全身状態把握のためにガスは頻回に測る
- 点滴・圧ライン類の準備
- 導入前の局所麻酔下での動脈圧ライン確保をためらわない
- 必ずボリュームルートを16Gか18Gを用意
- 中心静脈確保をためらわない
- 気道確保の準備
- 高エネルギー外傷は常に頸椎損傷を疑う
- 意識下挿管をためらわない
- 常にフルストマックを疑う

表10-2 ● 緊急手術はAMPLEで問診しよう

A： Allergy…アレルギーの有無
M： Medication…内服治療薬の把握
P： Past history/Pregnancy…既往歴把握/妊娠の有無
L： Last meal…最終摂食時刻
E： Event/Environment…受傷機転/受傷環境

でAMPLEという確認方法を用いることが多いね 表10-2 ．いわゆる，Allergy，Medication，Past history，Last meal，Eventだね．日本語でいうと，**アレルギー歴，内服薬，既往歴，最終飲食時間，今回の経過**（病歴）だね．さあ，手術室の準備はしておくから，術前診察にいっておいで……．あっ松上先生，手術室の準備お願いしますね．消化管穿孔で術後は集中治療室だと思うので，中心静脈確保と動脈圧ラインは必要と思います．

　わかりました．気道確保困難に備えて，ビデオ喉頭鏡とかも用意しておきますね．渡辺先生，術前診察よろしくお願いします．

─**15分後**─

　先生，術前説明いってきました．橋本忠雄さん，75歳男性．165cm，70kg．呼吸数が15回/分，体温が38.9度，脈拍が

Chapter 10

敗血症の麻酔（消化管穿孔に対する緊急手術）

120回／分，血圧120/70mmHgです．アレルギーは特にありません．高血圧に対して，Caブロッカーを内服しておりコントロールは良好です．最終飲食は，8時間前食事で，3時間前にお茶を飲んでいます．既往歴に虫垂炎があり，全身麻酔下で虫垂切除術が行われ，特に問題はなかったようです．同意書は，全身麻酔と術後鎮痛は硬膜外麻酔か神経ブロックで取得しています．

お疲れ様，下部消化管穿孔の場合で**敗血症が疑われる場合，硬膜外膿瘍や血圧低下を助長する可能性**があるので，硬膜外麻酔は避けましょう．**敗血症の進行で凝固能も低下して，硬膜外血腫のリスクも上昇**するからね．術後鎮痛は，神経ブロックと持続静脈フェンタニルで行いましょう．全身麻酔導入はどう計画するかな？

絶飲食も保たれているから，普通に導入したいと思います．

いやいや，消化管穿孔などは消化管の動きが停滞していることもあるので，急速導入では嘔吐のリスクが高くなるね．なので，フルストマックが疑われる本症例は，迅速導入でいきましょう．**迅速導入はマスク換気を行わずに気管挿管を行う**のだよ．その際に，**輪状軟骨圧迫といって介助者が輪状軟骨を3kgくらいの力で圧迫することで，胃からの逆流を抑制**することができるよ　図10-1　．どうしても，迅速導入が難しい場合は，意識下挿管も適応になるよ．

先生，看護師のリーダーさんから15分後に入室とのことです．お部屋の準備はできています．渡辺先生，緊急手術で迅速導入はリスクが高いから，気管挿管成功率を上げるために内径7.5mmの細めのチューブとビデオ喉頭鏡を用意したわ．自分

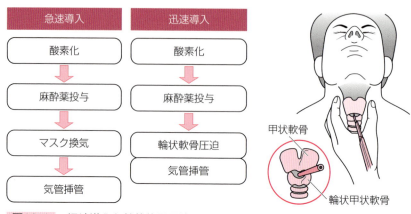

図10-1 ● 迅速導入と輪状軟骨圧迫

　でも確認してね．

　わかりました．**少し細めのチューブを用意していただいたのはスムーズな声門通過により，確実に気管挿管するため**ですね．他に緊急手術の気道確保で重要なことは何ですか？

　高エネルギー外傷の場合，**頸髄損傷が否定されるまでは，後屈をしないなどの頸髄保護を意識**しないといけないね．

　今は，敗血症でも warm shock の状態だから，ドレナージができれば，この患者さんの予後はよくなると思うよ．もし明日まで待ったら，体温も下がった cold shock という状態になり，予後も悪くなると思う．だから，下部消化管穿孔は状況によっては，深夜でも手術適応になるよ．

■ 敗血症の概念 図10-2, 図10-3

　先生，そもそも敗血症ってイメージつきにくいのですけど．

Chapter 10

敗血症の麻酔（消化管穿孔に対する緊急手術）

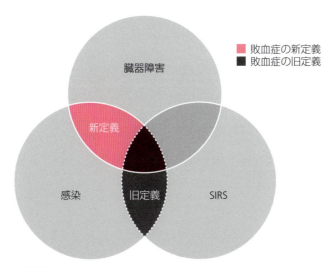

図10-2 ● 敗血症の新定義は臓器障害を重視
(米国集中治療医学会．敗血症の定義第3版より引用一部改変)

 敗血症は感染に対する制御不能な生体反応に起因する，生命を脅かすような臓器障害のことと定義されるね．2016年の米国集中治療医学会の定義では，臓器障害を敗血症のメインの病態として定義しているね．無治療ではショック，DIC，多臓器不全になってしまう．

 だから，早めに感染源のドレナージを施行して，臓器障害を防ぐことが必要になるのですね．

 そうだよ，そして患者さんの身体も感染による臓器障害と常に戦っている．だから，麻酔科も手術中から，できる限り臓器保護を意識した管理を行わないといけないね．**血圧を維持することは臓器血流を維持すること**だし，そのために，輸液・輸血やカテコラミンを使用することもある．近年は，**Early goal-directed therapy** といって多めの輸液・輸血を行う傾向があるね．

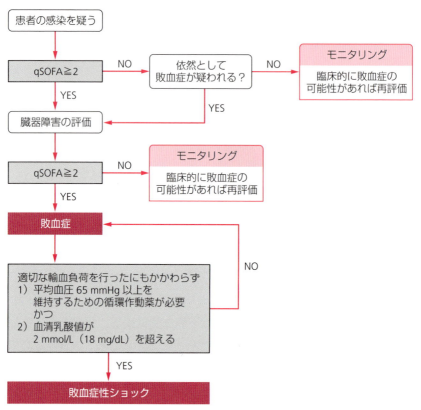

図10-3 ● 敗血症の新診断基準
(Singer M, et al. JAMA. 2016; 315: 801-10[1] より引用，一部改変)

　多めの輸液というのはどうやって評価しますか？

　いろいろな評価方法があるけど，中心静脈圧を目安にするのが一般的かな．

　なるほど，他に気をつけないといけないことは何ですか？

　さらに，人工呼吸を長期間しないといけないかもしれないけど，**敗血症には急性呼吸促迫症候群（ARDS）がつきまとうの**

Chapter 10 敗血症の麻酔（消化管穿孔に対する緊急手術）

で，換気量を少な目にすることと呼気終末陽圧（PEEP）を付与することも大切だよ．

なるほど，**肺への負担を最小限にしつつ，PEEP で無気肺を防ぐ**という考え方ですね．

そうだよ，手術中の状態次第では，手術室で抜管せず，鎮静下で集中治療室に移送して治療を継続したほうがいいこともある．

わかりました．**感染に対して外科はドレナージ，麻酔科は臓器保護を行って術後の集中治療につなげていく**ということですね．

そうだね，集中治療室では臓器保護のために持続血液濾過やエンドトキシン吸着療法を行うことがあるし，呼吸状態が敗血症で悪化することもあるので，鎮静下に気管挿管状態で移送して治療に移行した方がいいこともあるのだよ．

ところで，敗血症の重症度を示す尺度みたいなものはあるのでしょうか？

いい質問だね．Sequential organ failure assessment（SOFA）スコアという評価尺度があるよ　表10-3．**SOFA スコアは呼吸・循環系や中枢神経系，肝臓，腎臓および凝固系といった臓器障害を簡便に点数化して，その合計点で重症度を判定**するのだよ．

なるほど，6 項目で評価して，重症度評価を行う訳ですね．

さらに，quick SOFA（q SOFA）　表10-4　という迅速に敗血症を診断できるスコアリングもあるね．SOFA は，敗血症の診断フローチャートでも重要な役割なのでしっかり勉強してね．

表10-3 ●重症度を評価するSOFAスコア

	0	1	2	3	4
呼吸器 PaO₂/FiO₂ (mmHg)	$\geq$400	<400	<300	<200＋人工呼吸	<100＋人工呼吸
凝固能 血小板数 ($\times10^3/\mu$L)	$\geq$150	<150	<100	<50	<20
肝臓 ビリルビン (mg/dL)	<1.2	1.2～1.9	2.0～5.9	6.0～11.9	>12.0
循環器	平均血圧$\geq$ 70mmHg	平均血圧< 70mmHg	DOA<5γ またはDOB	DOA5.1～15γ または Epi$\leq$0.1γ または NOA$\leq$0.1γ	DOA>15γ または Epi>0.1γ または NOA>0.1γ
中枢神経 Glasgow Coma Scale	15	13～14	10～12	6～9	<6
腎 クレアチニン (mg/dL)	<1.2	1.2～1.9	2.0～3.4	3.5～4.9	>5.0
尿量 (mL/日)				<500	<200

DOA: ドパミン　DOB: ドブタミン　Epi: エピネフリン　NOA: ノルアドレナリン
6臓器の障害の程度を，それぞれ0～4までの5段階で評価する．
臓器ごとの点数と，これらの合計点で重症度を表す．

(Singer M, et al. JAMA. 2016; 315: 801-10[1] より引用，一部改変)

表10-4 ●qSOFAスコア

- 呼吸回数22回/分以上
- 精神状態の変化
- 収縮期血圧100mmHg以下

各項目を1点とし，2点を超えれば集中治療が必要

(Singer M, et al. JAMA. 2016; 315: 801-10[1] より引用，
一部改変)

　かくして，全身麻酔は迅速導入で気管挿管が行われ，動脈圧
ラインと点滴確保，超音波ガイド下に中心静脈確保も行われま
した．手術では，下行結腸の穿孔が疑われ，ドレナージと下行
結腸切除術と人工肛門造設が行われました．酸素化が悪いこと
と，術後のエンドトキシン吸着療法の可能性があることから，
術者と相談して集中治療室に鎮静下に人工呼吸のまま移送しま
した．

Chapter 10

敗血症の麻酔（消化管穿孔に対する緊急手術）

■ 緊急手術の安全のために外科医・看護師とともに注意すること

さて，今回は消化管穿孔の緊急手術だったけど，渡辺先生は何に気をつければいいと思いましたか？

術前検査所見が限られているので，いかに患者さんの状態を視診・問診などで評価するかが大切と思いました．

そうだね，後は，予定手術の違いと異なるのは，フルストマックの可能性を常に考えることだね．**重症患者では，消化管運動は停滞するので，8時間前の食事でも胃内に十分残っている可能性はあるよ**．だから，フルストマックが疑われる場合は全例，輪状軟骨圧迫下で迅速導入する麻酔科医もいるよ．

後は，手術室の準備が完全ではないことも注意ですね．

そうだね，開腹手術などでは，術式が開腹後に変更になることも多いので，外周り看護師さんは大忙しだね．麻酔科も準備を超緊急で行った場合，すべてを用意できない場合もあるよ．**外科・麻酔科・看護師が，予定手術とは異なる制限された環境であることを理解して臨むことが大切**だね．

そうですね．イライラしても何の意味もないですものね．チームで患者さんを救命することを意識します．

■ 緊急手術の術前評価と術前説明

緊急手術の術前評価は限られた時間の中で2つの評価を行う必要があります．

それは，

①**限られた情報の中での患者背景**

②**緊急手術の対象となる疾患による全身状態の変化**，です．

　例えば，下部消化管穿孔であれば，術前の糖尿病コントロール，血圧コントロールの具合を理解すると共に，下部消化管穿孔による発熱,脱水や不整脈の出現を評価する必要があります．

　特に①の患者背景に関しては，予定手術と比較してさまざまな検査が施行不可能であるため，限られた血液検査と患者本人や家族からの情報収集がカギになります．短時間の間に,問診,視診，聴診を駆使して患者さんの状態を評価する必要があります．

　予定手術の患者さんと異なり，緊急手術の患者さんの術前評価時に注意すべきこととして，下記の3点に注意しましょう．

①**発熱や低心拍出量などの生理的状態に対する頻脈は「痛み」や「不安」で悪化**

②**頻呼吸は，肺，全身，代謝の異常で起こるため，鑑別が必要**

③**パルスオキシメーターが計測しにくいときは末梢血管収縮の状態**

　術前説明は，

①**予定手術とは異なり緊急手術であり，術前検査などが十分にできていないが，疾患の緊急性を考慮して麻酔管理を行うこと，**

②**リスクは予定手術よりも高いが全力を尽くすこと，**

③**術後集中治療室に入室する可能性があり，気管挿管で人工呼吸管理のまま移送する可能性があるということ，**

を伝えておいた方がいいでしょう．

敗血症の周術期管理

　2016年に米国集中治療医学会は，敗血症に対する新たな概

Chapter 10

敗血症の麻酔（消化管穿孔に対する緊急手術）

念を提唱しました．それは，**敗血症の病態として臓器障害を主に考えて診断，治療を行う**というものです． **図10-3** にその流れを示します．敗血症症例の麻酔管理は，臓器保護を常に考慮しながら行うことが大切です．すなわち，人工呼吸様式を考慮して肺保護，腎保護を考慮した治療，心保護を意識した循環管理などです．

①麻酔方法の選択

全身麻酔主体で行います（凝固機能低下により硬膜外血腫のリスク，免疫能低下により硬膜外膿瘍のリスクが上昇するため硬膜外麻酔を避けることが一般的です）．動脈圧ライン，静脈ライン追加，中心静脈カテーテルも確保することもあります．

②全身麻酔導入

動脈圧ラインと静脈ライン（大量輸血・輸液を考慮し16～18G程度）を確保します．

導入はケタミンあるいはミダゾラムなど循環破綻を起こしにくい薬剤を用いることが多くなります．**フルストマックを少しでも疑えば，輪状軟骨圧迫による迅速導入**で行います．

③敗血症性ショックの治療の基本

1）CVP を高めに維持するため，晶質液もしくは膠質液投与を行います．血管収縮薬や作動薬も状況をみて投与します（early-goal directed therapy といいます）．

2）抗凝固療法を術後に行うことも考慮します．

3）血小板，凝固因子の補充療法も考慮します．消耗によりこれらの止血に必要な因子が欠乏すると大量出血につながることがあります．

④昇圧剤の使用法

ノルアドレナリンなどのカテコラミンを投与して尿量維持，

臓器保護につとめます.

⑤急性呼吸促迫症候群（ARDS）に対する保護戦略

ARDS とは「心不全徴候のない両肺浸潤影」を特徴とする肺障害です．敗血症に伴う酸素化や換気障害が主な病態です．ARDS では，肺コンプライアンスが大きく低下しているので，換気量は少なめに設定して，PEEP を高めに付与します（しかし，高すぎる PEEP は静脈灌流圧低下からの血圧低下を招くので調整が必要です）．**肺保護の観点から，ARDS などの肺コンプライアンス低下時には最近では 6 ～ 8mL/kg の 1 回換気量が用いられる**ことが多くなります．

■ 敗血症に対する輸液・輸血管理の最近の考え方 early goal-direct therapy

敗血症では速やかに大量輸液を行います．この考え方を early goal-direct therapy といいます．目標値の 1 例としては「中心静脈圧を 8 ～ 12mmHg となる輸液管理および平均血圧＞65mmHg，尿量＞0.5mL/kg/h，中心静脈酸素飽和度あるいは混合静脈血酸素飽和度＞70％」などが考えられます．

治療開始後最初の数時間に数 L 単位の輸液が必要となることもあります．人工呼吸器管理をしている場合は胸腔内が陽圧になるので，中心静脈圧 12 ～ 15mmHg を目標として管理します．**中心静脈圧を保っても平均血圧が 65mmHg を下回るのならばノルアドレナリンなどのカテコラミンを積極的に使用**しましょう.

Chapter 10

敗血症の麻酔（消化管穿孔に対する緊急手術）

ポイント

- ☑ 緊急手術は術前検査が限定されるため，問診や理学所見を重視しよう
- ☑ 緊急手術はフルストマックを意識して迅速導入を考慮しよう
- ☑ 迅速導入時は，嘔吐防止のため，輪状軟骨圧迫を積極的に行おう
- ☑ 敗血症の際は輸液・輸血・カテコラミンでバイタルサインを維持しよう
- ☑ 術後の集中治療管理につなげる臓器保護を意識した麻酔管理を行おう

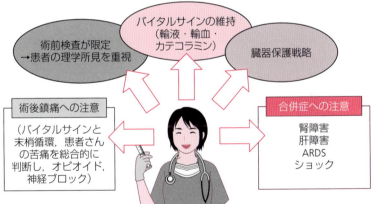

参考文献

1) Singer M, Deutschman CS, Seymour CW, et al. The Third International Consensus Definitions for Sepsis and Septic Shock (Sepsis-3). JAMA. 2016; 315: 801-10.
2) 小倉裕司. 敗血症の新定義（Sepsis-3）は何をもたらすか？　何を失うか？　日本外科感染症学会雑誌. 2016; 13: 251-5.

Memo 敗血症の麻酔について，気が付いたことを書き込みましょう

Chapter 10

敗血症の麻酔（消化管穿孔に対する緊急手術）

COLUMN 10
初期臨床研修制度と麻酔科

　2004年度から初期臨床研修制度が開始され，13年が経過しました．初期臨床研修制度の目的は，卒後すぐに専門診療科に進むのではなく，「ジェネラリストとしての能力育成を行う」ことです．

　そのため，初期臨床研修医は，内科，外科，救急系研修を基本的に必須としています．当初は，小児科・産婦人科・精神科・地域医療全ての研修も必須化されていました．年度が経過するにつれ，選択期間の増加などのさまざまな改革が行われました．

　救急系研修の一環として，麻酔科研修を受ける若手医師の数は飛躍的に増加し，当初は混乱もありましたが，現在は各病院ともに研修の「体制」「目標」「評価」ともに安定化している印象があります．

　麻酔科研修で初期臨床研修医が学ぶことは多岐にわたります．多くの研修医は手術室における麻酔管理を指導医の下で学びます．

　全身麻酔導入1つを取っても，

①**患者とのコミュニケーション，**

②**末梢静脈確保，**

③**全身麻酔薬導入時のバイタルサインの変化，**

④**マスク換気確立，**

⑤**気管挿管，**

と生命維持に直結するクリティカルケアの基本手技を体験することになります．

　麻酔維持中も，

①術者との対話，

②人工呼吸器の設定，

③血圧管理，

④尿量管理などを，

患者の全身状態を考慮しながら対応しなくてはなりません．

　また，麻酔科研修は医療安全管理を学ぶ絶好の機会です．

①麻酔器のリークテスト，

②薬剤の誤投与や過剰投与防止，

③タイムアウトやサインアウトなどの確認，

④外科医や看護師をはじめとするメディカルスタッフとの適切なコミュニ
　ケーションなど，医療安全管理の基本が多く経験できます．

　13年が経過した初期臨床研修制度は，開始時の研修制度から若干の違い
はあるものの，ジェネラリスト育成の観点，多領域での経験という方針は不
変です．**初期臨床研修制度開始時の医師は，すでに専門医，指導医クラスと
なっており，診療の中枢を担っています**．初期臨床研修開始により多くの医
師が麻酔科研修を短期間経験しています．麻酔科以外に進んだ医師にとっ
ても，短期麻酔科研修で学んだスキルは非常に有効と考えられます．

　例として，外科診療科に進んだ場合，麻酔科研修の経験が，

①漏れのない詳細な術前評価，

②術中の麻酔科とのコミュニケーション，

③術後痛管理，

などに有効です．

　**初期臨床研修の麻酔科研修で多くのことを学ぶほど，麻酔科学に対する
理解は深まり，診療科間の協調，そして医療安全の向上につながるのです**．

　麻酔科研修で，是非とも麻酔・手術室管理に関するさまざまなスキルを
身に着けていただきたいと思います．

Chapter 10

敗血症の麻酔（消化管穿孔に対する緊急手術）

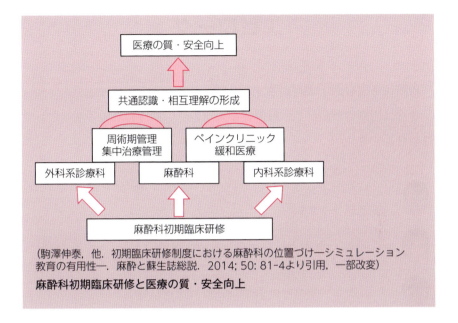

(駒澤伸泰, 他. 初期臨床研修制度における麻酔科の位置づけーシミュレーション教育の有用性ー. 麻酔と蘇生誌総説. 2014; 50: 81-4より引用, 一部改変)

麻酔科初期臨床研修と医療の質・安全向上

エピローグ

　初期臨床研修の1年目の3カ月の麻酔科研修が終わりました．
　今日は研修の最終日で，慰労会が大学近くの創作居酒屋「はるき」で行われています．

いやー，しばらくこういう飲み会から遠ざかっていたので，生き返りますねー．

でも，『社会人になった』という気分ですね．

しかし，あっという間の3カ月だったね．

いやいや，皆さん1年目研修お疲れ様でした．医師になってからの最初の3カ月が，麻酔科というのは本当に大変だったと思います．しかし，最初の最初にクリティカルケアを学ぶことは，これからの診療科における急変対応や痛み治療に大きく役立つと思いますよ……

はい，明日から消化器内科研修ですが，点滴確保とかバイタルサインの理解などに少し自信がつきました．

僕は，明日から心臓血管外科研修です．術前評価や術後管理などに，この3カ月で学んだことを生かせればと思います．

皆さん今日で麻酔科の研修は終わりです．3カ月間お疲れ様でした．これで一生手術室麻酔をしない人もいるかもしれません．でも麻酔科で学んだことは，各診療科での鎮静管理・鎮痛管理など，必ずどこかで生きてくると思います．

先生教えてください．僕の実家は病院経営をしています．僕は消化器外科か呼吸器外科に進みたいのです．どれくらい研修すれば麻酔を自分で安心して行うことができますか？

非常にいい質問だ．皆はどう思う？ レジデントの松上君はどう思う？

消化器なら2年くらいすればいいでしょうか？

麻酔という行為は，実際に2年も研修すれば9割は患者さんの生命を失わない程度にできるだろう．しかし，さまざまな合併症を有する患者さんに安全な麻酔がいつも提供できるかどうかは別問題だよ．100％の医療安全など存在しないからね．目安というのは難しいけれど，国家資格としては，2年間の麻酔科研修で『麻酔科標榜医』を得ることができるね．麻酔科学会としては，4〜5年間の後期研修で専門医試験が受験できるので，それが一つの目安かもしれないね．

先生は麻酔に自信ありますか？

ほとんどの症例に対応できる自信はあるけれど，『麻酔導入時にマスク換気を確立できるかどうか』とか，『抜管のときに致死的不整脈が起こらないか』どうかなどはいつも注意しているよ．

先生，私は来年彼と結婚するのですが．麻酔科は出産育児とかのサポートはどうなのですか？

基本的に麻酔科研修は，甘くはない．この3カ月で学んだことは氷山の一角に過ぎない．標榜医まで2年，専門医までの道のりはさらに長い．ただ，女医さんに取って幸運なことは，連続研修でなくてもいいところだね．すなわち，1年やって，

1 年休んでいても，中断したところから再開する積み上げ形式が可能ということだ．

　　先生，僕は痛みに苦しむ患者さんを救いたいと思うのです．病気で人が死ぬのはある程度仕方ないけど，痛みに苦しむのは本当に辛そうで何とかしたい，と思います．2 年目選択したらペインクリニックをローテーションできますか？

　　もちろん，できるよ．ほう，痛みに興味があるのかい．素晴らしい．南風教授は神経障害痛の専門なのだよ．

　　楽しみにしていますよ．

　　有難うございます，ぜひ 2 年目の選択をしたいと思います．

質問は延々と続いた．

　　もう 10 時ですね．そろそろお開きにしましょう．それでは皆さんくれぐれも健康に気をつけて頑張ってください．

　　さあ，仲間内で二次会もいくでしょう，もう行かないと飲み屋もしまってしまうよ．

　　　　有難うございました（名残惜しそうに）．

　　どうせ，また明日から違う診療科ローテーションしているのだから，院内で会うでしょう．若い時間を大切にね．

大学への帰り道，

　　また，明日から，ひよこさんがたくさん来ますね．

ああ，大学病院の責務だ．教育に携われることは医師に取って誇りと思わないと．評価してくれる人は少ないけどね．

　毎回，最初の1～2週間は教えるのが大変でしんどいですよね．

　そうだね，次の研修医は，1年目以外に2年目の選択はいるかな？

　次のクールは2年目の選択で中井君が回ってきます．整形外科に行きたいので，ペインクリニックを学びたいそうです．麻酔科志望はなしです．

　まあ，いいじゃないですか，選んで来てくれるのは有り難いことだよ．外科にいく子でも内科にいく研修医でも，麻酔や手術室のことを知ってもらうのはとても大切なことだからね．

　こうして，研修医たちの3カ月の麻酔科研修は終わりました．内容の濃い3カ月間でしたが，必ず彼らの将来に役立つことでしょう．

　この9カ月後，麻酔科志望であるかどうかに関わらず，さらなる飛躍を目的として渡辺・中山・藤田の3名は，2年次研修で麻酔科研修を選択するのでした（第3巻へ続く）．

あ と が き
～全ての医療者は周術期管理チームの一員～

　さて，これで麻酔科実況中継第2巻は終わりです．この本は，現在の日本の初期臨床研修医が，2～3カ月の麻酔科研修で学ぶ内容をカバーしています．90％以上の方はその医師人生において麻酔科研修は終わりなのですが，この短期研修は決して無駄になりません．何故なら，周術期管理に関係のない診療科など存在しないからです．別の言い方をすれば，全ての医師は周術期管理チームの一員なのです．第1巻，第2巻を通じて，手術室の中で「チーム医療の重要性」を常に強調してきたつもりです．

　周術期管理は，急性期医療です．診療密度が高く，不確実性が高いのが特徴です．周術期に麻酔科医をはじめとする医療従事者は，診断および評価，治療方針決断，修正を常に繰り返しながら複雑なタスクを処理していきます．処理量の複雑さと多さから，周術期の医療安全管理では，メディカルスタッフのチームとしての協力が不可欠となります．

　周術期管理チームの構成員は，院内のほぼ全ての診療科や職種が含まれますが，術前，術中，術後の各時点において関与する職種，診療科は異なります．

　術前であれば，術式やリスクの情報共有や内科的合併症の評価や予防的処置などが必要となります．そして，「禁煙指導」，「口腔ケア」，「リハビリテーション」，などの術前準備も大切になります．外科医が定型的な術前評価を行い，必要であれば，各内科診療科での評価を依頼します．その結果を麻酔科に情報共有し，共に周術期管理の是非を検討します．この流れの中で，外来・病棟看護師，精神科医，理学療法士と連携して，患者状態を最良の状態に調整するのです．

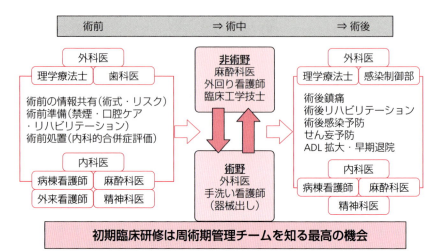

図 ● 周術期管理チームの連続性
(駒澤伸泰, 他. 大阪医科大学雑誌. 2016. より引用, 一部改変)

　術中には，WHO手術安全チェックリストに基づいた各項目の評価を，手術室内のメンバー全てで確認し情報共有することが前提となります．

　患者さんが手術を受けるという観点から関与する医療従事者は **図** の通りになります．これでまさに全ての医療者周術期管理チームの一員であることがわかるでしょう．

　「多職種連携」とは患者さんのメリットと安全を考慮しながら「連携の中で自分の役割を考える」ことだと思います．麻酔科研修はこのような周術期管理チームという多職種連携を学ぶことのできる機会です．将来，麻酔科を選考しなくても，外科医も内科医もみんな周術期管理チームの一員なのです．この「麻酔科研修，実況中継」は麻酔科に後期研修を選択しない医師や手術室看護師にも，周術期管理全体をイメージしていただけるように工夫したつもりです．どうしてもすべてをカバーできていないので成書でのフォローアップもお願いできればと思います．

このような実況中継形式の麻酔科入門書の作成に関し，許可と監修を
いただきました南敏明教授に心より感謝申し上げます．また，日本語や
表現のチェックをいただいた城戸晴規先生，佐野博昭先生，山崎智己先
生，松波小百合先生に心より御礼申し上げます．さらに，私のさまざま
なイラストや編集希望に我慢強くお付き合いいただきました中外医学社
企画部五月女謙一様，編集部歌川まどか様にも心より御礼申し上げます．

著者　記

参考ガイドライン

日本麻酔科学会各種ガイドライン・プラクティカルガイド

http://www.anesth.or.jp/guide/index.html

- 歯科医師の医科麻酔研修ガイドライン
- 産科危機的出血ガイドライン
- NICU に入院している新生児の痛みのケアガイドライン（実用版）
- WHO 安全な手術のためのガイドライン 2009
- 気道管理ガイドライン 2014（日本語訳）
- 周術期禁煙ガイドライン
- 禁煙啓発ポスター
- 安全な中心静脈カテーテル挿入・管理のための手引き 2009
- 日帰り麻酔の安全のための基準
- 安全な麻酔のためのモニター指針
- 宗教的輸血拒否に関するガイドライン
- 危機的出血への対応ガイドライン
- 無呼吸テスト実施指針
- 患者プライバシー保護に関する指針
- 麻酔器の始業点検
- 骨髄バンクドナーに対する麻酔管理
- 薬剤シリンジラベルに関する提言
- 脳死体からの臓器移植に関する指針
- 教育ガイドライン改訂第 3 版
- Awake craniotomy 麻酔管理のガイドライン
- 術前絶飲食ガイドライン
- 悪性高熱症患者の管理に関するガイドライン 2016
- 安全な中心静脈カテーテル挿入・管理のためのプラクティカルガイド 2017
- 局所麻酔薬中毒への対応プラクティカルガイド

2015 年度版米国心臓協会二次救命処置ガイドラインの要旨（日本語版）

https://eccguidelines.heart.org/wp-content/uploads/2015/10/2015-AHA-Guidelines-Highlights-Japanese.pdf#search='AHA+2015'

日本集中治療医学会ガイドライン

http://www.jsicm.org/guide.html

- 日本版敗血症診療ガイドライン 2016
- 救急・集中治療における終末期医療に関するガイドライン
  ～ 3 学会からの提言～
- 日本版重症患者の栄養療法ガイドライン（総論）
- ARDS 診療ガイドライン 2016

索　引

あ行

アセトアミノフェン	69
アデノイド肥大	62
アレルギー	69
いびき	62
イレウス	11
うつ病	131
エアウェイスコープ	32
エフェドリン	80
オキシトシン	82
オピオイド	14

か行

下顎拳上法	17
覚醒時興奮	67
下大静脈	5
カテコラミン	119
下部消化管穿孔	142
カプノグラム	5
間欠的下肢圧迫装置	18
緩徐導入	69
冠動脈バイパス術	114
既往歴	31
器械出し看護師	9
気管支ファイバースコープ	96
気管チューブ	34
気胸	4
喫煙	129
気道閉塞	34
気腹	1

気腹圧	8
急性期医療	164
急性呼吸促迫症候群	148
急速導入	70
凝固能	145
虚血	20
禁煙	129
緊急手術	142
筋弛緩モニタリング	42
筋弛緩薬	74
緊張病症候群	131
空気除去	124
空気塞栓	7
くも膜下麻酔	79
経口エアウェイ	17
経食道心エコー	116
頸髄症	34
頸髄損傷	17
外科医	9
ケタミン	153
血中二酸化炭素濃度	5
血糖値	45
交感神経系	4
抗凝固療法	22
口腔ケア	164
高血圧	4
高血糖	47, 50
後陣痛	80
交通事故	143
喉頭痙攣	71
喉頭浮腫	74

硬膜外膿瘍	145	食道静脈瘤	77
硬膜外麻酔	44	助産師	86
呼気終末陽圧	8	神経障害	16
呼気二酸化炭素濃度	5	人工呼吸	153
呼吸器外科手術	94	人工心肺	118
呼吸器疾患	112	人工膝関節置換術	14
呼吸機能検査	112	心室中隔欠損	8
呼吸機能低下	129	新生児科	86
コミュニケーション	62	迅速導入	145
コルチコステロイド	93	心タンポナーデ	127

さ行

		深部静脈血栓症	16
		腎不全	59
サインアウト	158	心房細動	17
歯牙損傷	133	心房中隔欠損	8
弛緩出血	82	水車様雑音	8
子宮収縮	90	頭蓋内圧	52
止血機能	77	頭蓋内圧亢進	47
試験開腹術	142	スガマデクス	42
持続静脈フェンタニル投与	100	スキサメトニウム	132
シャント	59	ステロイド	93
シャント音	35	ステロイドカバー	93
縦隔腫瘍症例	99	ステロイド糖尿病	93
周術期管理チーム	165	ストレス	70
手術創	3	スパイログラム	112
受傷機転	17	生食	109
術後鎮痛	14	生体予備能	62
術前説明	87	脊髄くも膜下麻酔	18
術前評価	87, 91	絶飲食指示	2
循環血液量	25	舌根沈下	17
常位胎盤早期剥離	143	セボフルラン	36, 71
上気道	34	全静脈麻酔	41
上大静脈	99	先天性心疾患	114
褥瘡	19	線溶療法	56
褥瘡予防	39	臓器障害	147

送血管	124	点滴ライン	10
側臥位	19	透析患者	59
		頭低位	10
た行		糖尿病	23, 44
		動脈圧	24
ダ・ビンチ手術	3	動脈圧ライン	10
ターニケット	16	特発性側弯症	41
ターニケットペイン	20		
体位変換	20, 34	**な行**	
体温低下	68		
大血管	114	二酸化炭素	3, 4
体性感覚誘発電位	40	乳酸	25
大動脈解離	117	妊娠高血圧症候群	81, 87
胎盤	80	妊娠週数	87
タイムアウト	158	認知症	22
代用血漿	81	脳幹圧迫	47
大量出血	36	脳梗塞	17, 66
大量輸液	154	脳脊髄液ドレナージ	48
脱血管	124	脳動脈瘤	51
脱分極性筋弛緩薬	132	脳ヘルニア	51
ダブルチェック	120	ノルアドレナリン	154
弾性ストッキング	18		
チアミラール	132	**は行**	
チームダイナミクス	29		
中心静脈圧	24, 50	敗血症	145
中心静脈カテーテル	153	肺塞栓	27
チューブトラブル	73	バイタルサイン	21
超音波ガイド下神経ブロック	14, 22	肺動脈圧	24, 115
長期臥床	22	肺動脈楔入圧	115
鎮静薬	68	廃用症候群	19
鎮痛薬	68	抜管	109
帝王切開	79	バッキング	9
低カリウム血症	45	バッグバルブマスク	80
低酸素性肺血管収縮	97	半座位	19
電気痙攣療法	131	汎発性腹膜炎	142
		皮下気腫	4, 7

ヒスタミン	25
ビデオ喉頭鏡	32
頻脈	4
フェイスマスク	65
フェニレフリン	81
フェンタニル	83
腹横筋膜面ブロック	10
腹臥位	19
腹腔鏡	5
腹腔鏡手術	1
腹直筋鞘ブロック	10
ブピバカイン	83
プレゼンテーション	63
プロタミン	118
プロポフォール	132
分離肺換気用二腔チューブ	95
閉胸	124
ベタメタゾン	47
ヘッドピン固定	52
ヘパリン	118
ヘパリンブリッジ	18
弁膜症	114
母児同伴入室	67
母児面会	90
補助換気	80

ま行

マイクロ手術	37
マウスピース	133
麻酔科医	9
マスク換気	34
マックグラス	32
マルファン症候群	41
マンニトール	48

ミオグロビン	25
ミッドラインシフト	47
無気肺	4
メディカルスタッフ	158
モルヒネ	83

や行

癒着胎盤	82

ら行

らせん入り気管チューブ	32
卵円孔開存	66
リークテスト	109
リクルートメント手技	109
リハビリテーション	14
輪状軟骨圧迫	145
レミフェンタニル	36
肋間神経ブロック	100

わ行

ワルファリン	17

欧文

advanced cardiac life support（ACLS）	140
ARDS	148
basic life support（BLS）	140
Child-Pugh 分類	77
damage control surgery	143
L-P シャント	46
motor evoked potential（MEP）	35
NSAID	69
NYHA	120

pediatric advanced life support (PALS)	140
PEEP	8
rectus sheath（RS）	10
sequential organ failure assessment（SOFA）	149
total intravenous anesthesia (TIVA)	41

transverse abdominal plane （TAP）	10
T 波増高	54
V-P シャント	46
wake-up test	38

麻酔科研修　実況　中継！
第2巻　各科手術の麻酔管理編　　　　　　　Ⓒ

発　行　2018年4月15日　初版1刷

監修者　南　　敏　明

著　者　駒　澤　伸　泰

発行者　株式会社　中外医学社
　　　　代表取締役　青　木　　滋

　　　　〒162-0805　東京都新宿区矢来町62
　　　　電　話　　（03）3268-2701（代）
　　　　振替口座　　00190-1-98814番

印刷・製本/三和印刷（株）　　　　＜KS・MU＞
ISBN978-4-498-05534-6　　　　Printed in Japan

JCOPY ＜（株）出版者著作権管理機構　委託出版物＞

本書の無断複写は著作権法上での例外を除き禁じられています．
複写される場合は，そのつど事前に，（社）出版者著作権管理機構
（電話 03-3513-6969，FAX 03-3513-6979，e-mail: info@jcopy.
or. jp）の許諾を得てください．